Onesta Rwihura

O papel dos profissionais da informação em relação à fístula obstétrica

Onesta Rwihura

O papel dos profissionais da informação em relação à fístula obstétrica

nas zonas rurais da Tanzânia

Imprint

Any brand names and product names mentioned in this book are subject to trademark, brand or patent protection and are trademarks or registered trademarks of their respective holders. The use of brand names, product names, common names, trade names, product descriptions etc. even without a particular marking in this work is in no way to be construed to mean that such names may be regarded as unrestricted in respect of trademark and brand protection legislation and could thus be used by anyone.

Cover image: www.ingimage.com

This book is a translation from the original published under ISBN 978-620-2-02727-4.

Publisher:
Sciencia Scripts
is a trademark of
Dodo Books Indian Ocean Ltd. and OmniScriptum S.R.L publishing group

120 High Road, East Finchley, London, N2 9ED, United Kingdom
Str. Armeneasca 28/1, office 1, Chisinau MD-2012, Republic of Moldova, Europe
Printed at: see last page
ISBN: 978-620-8-06904-9

ÍNDICE DE CONTEÚDO

RESUMO

O objetivo deste estudo foi investigar o papel da divulgação de informação na abordagem da fístula obstétrica nas zonas rurais da Tanzânia: Um Estudo de Caso do Distrito de Mpwapwa, Região de Dodoma. A comunidade rural, particularmente as raparigas e as mulheres na Tanzânia, não têm acesso a informação sobre a prevenção, a gestão precoce e o tratamento da fístula obstétrica. A maior parte delas não sabe que a fístula obstétrica pode ser curada e, em todo o caso, não tem os recursos necessários para pagar o transporte e a cirurgia. As vítimas de Fístula Obstétrica necessitam de informação que lhes permita aumentar a sua capacidade de prevenção, diagnóstico, controlo de infecções, tratamento precoce com cateteres e ingestão adequada de líquidos. A falta de informação, a pobreza e as fracas infra-estruturas de transporte são as principais limitações ao tratamento e à prevenção da fístula obstétrica para as mulheres e raparigas das zonas rurais.

Foi utilizada uma amostragem intencional não probabilística para identificar 64 inquiridos nas quatro aldeias inquiridas do distrito de Mpwapwa. As aldeias foram selecionadas a partir de duas alas do distrito de Mpwapwa. 12 inquiridos oficiais também participaram no estudo. Os dados foram recolhidos através de análises documentais, entrevistas aprofundadas, questionários, actuações teatrais, discussões em grupos de discussão e observação.

O estudo revelou que, atualmente, o maior obstáculo que as populações rurais da Tanzânia enfrentam no acesso à informação sobre o tratamento da Fístula Obstétrica é que os canais de comunicação utilizados para disseminar essa informação estão fora de alcance, não estão disponíveis, não são económicos, não são acessíveis e não são equitativos. Por conseguinte, o estudo conclui que a comunicação e a divulgação de informação eficazes dependem muito da localização geográfica, do nível de educação, da cultura, do sistema social e dos recursos do recetor da informação.

Recomenda-se vivamente que, quando os geradores e divulgadores de informação necessitarem de divulgar informação nas zonas rurais, utilizem canais de comunicação, tais como espectáculos de teatro, serviços de proximidade e educação em clínicas pré-natais, que sejam simples, adequados e acessíveis aos seus clientes. Além disso, os membros da comunidade rural devem criar fundos de saúde de emergência para reduzir a mortalidade e a morbilidade maternas. O governo, com o apoio da comunidade rural, deve melhorar o sistema de transportes nas aldeias da Tanzânia. O estudo recomenda que é necessário integrar todas as partes interessadas, ou seja, o Governo da Tanzânia, as ONG, incluindo as organizações da sociedade civil e os membros da comunidade rural, o Ministério da Saúde e os seus parceiros no governo devem envidar esforços concertados para integrar os pobres nos serviços de saúde. Deveriam também tomar medidas contra todos os enfermeiros e parteiras que costumam prestar os seus serviços depois de terem sido subornados. Isto poderia ser conseguido através do aumento do número de médicos, parteiras e enfermeiros qualificados e empenhados. Deve ser considerado o aumento dos salários e a concessão de incentivos a todos os profissionais de saúde. As mulheres grávidas devem receber apoio gratuito na altura do parto, ou seja, drogas, medicamentos, luvas e todas as outras instalações de saúde.

CAPÍTULO UM
1.0 INTRODUÇÃO

Na maior parte dos países em desenvolvimento, incluindo a Tanzânia, a maioria das mulheres das comunidades rurais tem sempre pesadas responsabilidades nos papéis de produção e reprodução. Calcula-se que cerca de 60% a 80% da população feminina das comunidades rurais se dedica à agricultura, que é a principal atividade económica (Ogunlela e Mukhtar, 2009). Além disso, as mulheres são as que mais desempenham o papel de procriar e criar os filhos e a responsabilidade de alimentar as suas famílias. Njau e Mruma (2004) afirmam que "os mais pobres e os mais carenciados na maioria das sociedades rurais são as mulheres. São elas que assumem as grandes responsabilidades pela agricultura, pela alimentação das suas famílias e, frequentemente, o papel de chefe de família". O Fundo Internacional para o Desenvolvimento Agrícola (FIDA, 2012) acrescentou que as mulheres rurais desempenham muitos papéis e têm responsabilidades e conhecimentos diferentes dos dos homens. Como agricultoras, elas plantam, capinam e colhem alimentos e cuidam do gado. Como cuidadoras, preparam as refeições e gerem a casa. Nos países em desenvolvimento, como em África, na Ásia e no Pacífico, as mulheres trabalham normalmente mais 12 horas do que os homens. Além disso, a ONU-Mulheres (2014) afirmou que as mulheres têm um papel fundamental na promoção do desenvolvimento agrícola e rural e na garantia da segurança alimentar. Dar às mulheres o mesmo acesso que os homens aos recursos e factores de produção agrícolas poderia aumentar a produção nas explorações agrícolas das mulheres em 20 a 30 por cento. Isto poderia reduzir o número de pessoas com fome e a pobreza no mundo. O FIDA (2012) confirmou que, em mais de 30 anos de trabalho no domínio do desenvolvimento rural, revelou que as mulheres podem ser uma força poderosa na luta contra a pobreza.

Apesar destas pesadas responsabilidades desempenhadas pelas mulheres nas zonas rurais, são elas que constituem o grupo desfavorecido e marginalizado na tomada de decisões, mesmo no que se refere aos seus problemas de saúde. Por exemplo, as decisões em matéria de saúde das mulheres casadas são tomadas pelos seus maridos ou pelas suas sogras. Como resultado, muitas dessas mulheres estão a enfrentar diferentes complicações de saúde, tais como deficiências corporais, mortes e fístula obstétrica. O WDP (2008) afirmou o seguinte sobre este assunto:

em cada quarto de segundo, algures no mundo, nasce uma criança; em cada segundo, duas mulheres sofrem de complicações duradouras da gravidez ou do parto, incluindo fístula obstétrica, infertilidade e depressão; em cada nove segundos, algures no mundo, uma mulher dá à luz um bebé nado-morto,

A cada minuto que passa, uma mulher morre durante a gravidez ou o parto, deixando mais de um milhão de crianças órfãs todos os anos; a cada quatro minutos, algures no mundo, uma mulher contrai fístula obstétrica.

A maioria destes problemas é influenciada por factores sociais e culturais intangíveis, tais como a marginalização das mulheres na tomada de decisões, o domínio dos homens na casa, a mutilação genital feminina prejudicial, a má nutrição, os casamentos precoces, as mulheres, a pobreza, as fracas infra-estruturas de transporte e o analfabetismo. Além disso, para as mulheres que ficam incapacitadas, as sobreviventes da fístula obstétrica enfrentam muitos problemas sociais, como o isolamento social, a estigmatização, a humilhação, o abandono pelos seus maridos e familiares, sentem-se culpadas e solitárias, perdem a esperança de vida e ficam desiludidas. A maior parte destes problemas de saúde e sociais que afectam a maioria destas mulheres rurais são causados pela falta de informação no contexto rural.

Segundo Mazie e Ghelfi (1995), a informação é um recurso fundamental para as pessoas e as comunidades, tanto nas zonas rurais como urbanas. A informação é muito importante para o desenvolvimento da comunidade. A informação cria consciência, aumenta a participação alargada na tomada de decisões e na realização de acções, oferece uma oportunidade para apoiar a mudança de políticas, a mudança institucional e a mudança de comportamento do público. Mchombu (1992) salientou que "os estudos realizados nas últimas três décadas revelaram que, em muitas partes de África, a maioria dos programas de desenvolvimento não são bem sucedidos porque são utilizadas estratégias de comunicação ineficazes". A informação provoca mudanças positivas, fazendo com que o grupo ou indivíduo visado passe de uma posição desfavorecida para uma posição melhorada, reduz a incerteza e aumenta a consciência de possíveis acções para resolver problemas. Wakelin e Simelane (1995) salientaram a importância do fornecimento de informação no 'reforço das capacidades' e na 'capacitação das comunidades' e argumentaram que a falta de informação actua como um obstáculo ao desenvolvimento.

Atualmente, muitos problemas de saúde, incluindo a Fístula Obstétrica, podem ser curados e prevenidos, mas muitos membros da comunidade rural não estão conscientes disso. Wakelin e Simelane (1995) salientaram que "embora a informação esteja a tornar-se cada vez mais disponível para as organizações urbanas através dos meios de comunicação social, ligações modernas, workshops e literatura, a marginalização histórica das pessoas das zonas rurais continua". Para que as mulheres rurais recuperem a sua dignidade, curando-as e prevenindo-as de serem afectadas pela Fístula Obstétrica, é altamente necessária uma reavaliação da geração e disseminação de informação nas áreas rurais.

Antecedentes do estudo
Kimani (2014) definiu a Fístula Obstétrica como uma comunicação anormal criada entre o vagina e a bexiga e ou o reto. Khisa et al. (2011) explicam que a Fístula Obstétrica ocorre principalmente devido a um trabalho de parto prolongado e obstruído. Donnay (2005) define a Fístula Obstétrica como:
uma complicação debilitante do parto obstruído, que afecta principalmente mulheres e raparigas nos países em desenvolvimento. Durante o trabalho de parto prolongado, a cabeça do bebé comprime a vagina contra os ossos pélvicos da mãe e, se a compressão continuar durante tempo suficiente, o tecido torna-se necrótico, formando um orifício entre a parede da vagina e a bexiga (fístula vesico-vaginal) ou um orifício entre a vagina e o reto (fístula reto-vaginal).
Donnay (2005) e Women Dignity Project (2006), que é o principal
Organização Não Governamental que trata da Fístula Obstétrica em

A Tanzânia, em colaboração com o Ministério da Saúde, definiu
Fístula Obstétrica como :
*um orifício ou falsa comunicação que se forma entre a bexiga e a vagina, conhecido como Fístula
Vaginal Vesical (FVV), ou entre o reto e a vagina, Fístula Vaginal Reto (FVR), durante o trabalho
de parto prolongado e o trabalho de parto obstruído. A pressão constante do crânio do feto (a cabeça
do bebé) contra o tecido mole à volta da vagina e da bexiga e/ou do reto corta o fornecimento de
sangue aos tecidos, provocando a sua desintegração (necrose isquémica). Fica então um buraco e a
urina e/ou as fezes saem contínua e incontrolavelmente da vagina. Em quase todos os casos de fístula
obstétrica, o bebé morre.*
Hilton (2003) afirmou que "existem diferentes factores físicos básicos responsáveis pela fístula
obstétrica, tais como trabalho de parto obstruído, parto com fórceps, cirurgia pélvica, práticas
cirúrgicas tradicionais, incluindo a circuncisão e complicações de aborto criminoso". De acordo com
Hilton (2003), "a fístula começou a ser conhecida pelos médicos do antigo Egito antes de 1000 d.C.
Estes médicos realizaram diferentes investigações e revelaram que existiam cinco tipos diferentes de
fístula: fístulas cirúrgicas, fístulas de radiação, fístulas malignas, fístulas diversas e fístula obstétrica".
A fístula cirúrgica é um tipo de fístula causada por uma lesão acidental da parede vaginal durante um
parto difícil e, nalguns casos, pode envolver danos na parede da bexiga subjacente, especialmente se
os tecidos estiverem desvitalizados por pressão prolongada.
A fístula por radiação é causada por calor ou energia que é emitida sob a forma de raios poderosos e
muito perigosos. A fístula maligna é um tipo de fístula que é causada por forçar algo. Por exemplo, a
violação é um dos factores que pode causar fístula. A fístula obstétrica é um tipo de fístula que é
causada por um parto prolongado ou por um parto obstruído. Isto de acordo com Hilton (2003).
Embora a fístula obstétrica fosse conhecida pelos médicos do antigo Egito, a associação com o
trabalho de parto difícil/trabalho de parto prolongado não foi feita até 1000 d.C., altura em que foi
descrito pelo médico perso-árabe Avicena (Ibn Sinna) no seu texto "Al Kanoun" que a principal causa
da fístula obstétrica era o trabalho de parto prolongado (Hilton, 2003). Além disso, Pop (2007)
afirmou que "as mulheres do mundo desenvolvido sofriam como as mulheres dos países em
desenvolvimento atualmente. No final dos anos 1800, muitas mulheres de todas as classes tiveram
Fístula Obstétrica, que foi influenciada pelo trabalho de parto prolongado nos Estados Unidos, entre
outros países".
De acordo com diferentes estudos mundiais, o problema da fístula obstétrica, que é causada por um
trabalho de parto prolongado, nos países desenvolvidos foi muito atenuado pela melhoria dos
cuidados obstétricos universalmente acessíveis, em comparação com os países em desenvolvimento.
De acordo com Hilton (2003) e Wall (2006), "em países desenvolvidos como o Reino Unido e os
Estados Unidos da América, cerca de 70% das fístulas obstétricas resultam de cirurgia pélvica, ao
passo que nos países em desenvolvimento cerca de 80% a 90% das fístulas obstétricas são causadas
por trabalho de parto obstruído (trabalho de parto difícil)". Hilton (2003) afirmou o seguinte sobre
este ponto:

Atualmente, no mundo ocidental, a fístula obstétrica praticamente não existe. As barreiras ao acesso a uma cesariana de emergência não são grandes e intransponíveis com a ajuda de automóveis, ambulâncias e cuidados pré-natais que podem apanhar um bebé pélvico, por exemplo, antes de ele nascer. No entanto, isto não significa que nunca tenha existido; o mundo desenvolvido já sofreu de fístula obstétrica por razões semelhantes às de outros países atualmente e é um motivo de esperança para a sua erradicação universal. Através da melhoria dos sistemas de saúde e do acesso a procedimentos de emergência, a fístula obstétrica foi prevenida e eventualmente eliminada como um subproduto da melhoria da saúde materna em geral.

Além disso, (Warren e Mwangi, 2008) estimaram que "mais de dois milhões de raparigas e mulheres em todo o mundo são afectadas pela Fístula Obstétrica, sendo que 50.000 a 100.000 novos casos ocorrem anualmente nos países em desenvolvimento". Além disso, de acordo com as conclusões do WDP (2008), estima-se que "cerca de três milhões de mulheres em todo o mundo vivem com fístula obstétrica".

Bangser (2007) afirmou que "200.000 doentes com fístula em todo o mundo aguardavam cirurgia, dos quais pelo menos 80% a 90% se encontravam em África, enquanto 4% (22.000) ocorriam na América Latina e nas Caraíbas. Menos de 1% (2.500) prevalecia nas regiões altamente desenvolvidas do mundo". Estas estatísticas provam que a fístula obstétrica continua a ser um problema devastador na maioria dos países em desenvolvimento, incluindo a Tanzânia.

Na Etiópia, estima-se que existam cerca de 9.000 mulheres a viver com fístula obstétrica todos os anos. De acordo com a Organização Mundial de Saúde (2008) "apenas 1200 vítimas recebem tratamento". Um estudo efectuado por Holme (2007) sobre 'How to Manage Obstetric Fistula in Zambia' (Como Gerir a Fístula Obstétrica na Zâmbia), afirmava que "Havia 259 doentes com fístula vesico-vaginal que foram admitidas no Monse Mission Hospital". Na Nigéria, Wall (2004) analisou os registos estatísticos de diferentes hospitais e concluiu que ocorrem aproximadamente 932 casos de fístula obstétrica por ano. No Quénia, estima-se que "há cerca de 3.000 novos casos por ano, com aproximadamente uma a duas fístulas por cada 1.000 partos" (Warren e Mwangi, 2008). De acordo com Chong (2004), "estima-se que a prevalência de fístula obstétrica na Tanzânia seja de 1.200 novos casos por ano". Raassen (2006) afirmou que, "só na Tanzânia, há cerca de 2.500 a 3.000 novos casos por ano". O WDP (2006) referiu que "na Tanzânia, é difícil estimar os dados hospitalares, o que resulta numa subestimação significativa, porque muitos casos ocorrem entre raparigas e mulheres que nunca chegam a um quarto de hospital". Bangser (2007) também afirmou que "as estatísticas hospitalares relativas a reparações cirúrgicas reflectem o número ainda mais reduzido de pacientes que ficam a saber que a fístula obstétrica pode ser tratada".

De acordo com o Relatório do Inquérito sobre a Fístula na Tanzânia, que foi conduzido pelo WDP (2001), relatou que "os cuidados com a fístula são largamente inacessíveis e indisponíveis em Singida, Dodoma, Tabora e Rukwa, onde também parece haver poucos especialistas em ginecologia e cirurgia. Por conseguinte, estas são as regiões mal servidas do país". O inquérito indicava ainda que "muitas raparigas e mulheres com fístula têm de viajar mais de 500 quilómetros para chegar a um dos principais centros de reparação de fístulas. Algumas viajam até 1.000 quilómetros".

Com base nos dados, a parte interior central da Tanzânia: Singida, Dodoma, Tabora e Rukwa está extremamente mal servida em termos de reparação de fístulas.

As mulheres que vivem com este problema são afectadas física e psicologicamente. Os estudos mostram que a maioria das mulheres afectadas se isola da sociedade e, por vezes, recusa-se a participar em ocasiões sociais. Como resultado da perda contínua de urina e fezes para a vagina, as mulheres têm frequentemente um odor desagradável, levando-as a serem ostracizadas pelas famílias, pelo marido e por toda a comunidade. Por exemplo, as famílias não querem que as sobreviventes de fístula preparem comida ou participem em eventos familiares. Para além disso, as lesões vaginais podem resultar na incapacidade da mulher para desempenhar as suas funções esperadas, desde o trabalho manual até às relações sexuais com o marido. Mamdani e Bangser (2004) afirmam que, "nas sociedades em que o valor da mulher depende do cumprimento dos seus deveres conjugais (sexuais), esta situação é devastadora". Esta situação devasta vidas, fazendo com que as mulheres, na maioria dos casos, percam os seus bebés e vivam com a humilhação de perder urina e/ou fezes constantemente. De acordo com o WDP (2006), "a fístula obstétrica inibe a capacidade das mulheres de trabalhar ou interagir com as comunidades, levando-as ainda mais à pobreza e muitas vezes exacerbando a sua vulnerabilidade económica e social". FIGO (2006) relatou que "a longo prazo, a fístula pode levar a ulcerações, infecções, danos nos nervos das pernas, doenças renais, desidratação, depressão e até morte precoce, incluindo suicídio".

São envidados diferentes esforços a nível nacional e internacional para garantir que as mulheres que vivem com fístula obstétrica recebam tratamento e prevenção. Por exemplo, há líderes hospitalares como o Dr. Gumodoka da América, Maggie Bangser da Ásia, o Dr. Tom Raassen, um cirurgião holandês que trabalha para a African Social and Research Foundation (AMREF) e outros que têm estado a realizar investigações para garantir que as pessoas que vivem com fístula obstétrica na Tanzânia são curadas gratuitamente (Chong, 2004). Existem Organizações Não Governamentais como o Projeto Dignidade das Mulheres; agências unidas como o Fundo das Nações Unidas para a População (UNFPA) e a Organização Mundial de Saúde (OMS) que dão muito apoio para garantir que a Fístula Obstétrica é aliviada nos países em desenvolvimento. Raassen, (2006) referiu que "atualmente, na Tanzânia, há cerca de 15 especialistas formados que realizam aproximadamente 845 reparações por ano, o que é mais do que nos países vizinhos, Quénia e Uganda". Chong (2004) afirmou que "existem instituições médicas, como a Comprehensive Community Based Rehabilitation in Tanzania (CCBRT), que oferecem tratamento gratuito e um especialista individual".

Além disso, existem diferentes estratégias que são formuladas para garantir que os sobreviventes da Fístula Obstétrica recebam tratamento gratuito e para erradicar o problema, incluindo o Programa

Nacional de Fístula (NFP) que foi iniciado em agosto de 2005 entre o Fundo Africano de Investigação Médica (AMREF) e o Ministério da Saúde, O Projeto Dignidade das Mulheres, que começou como parte do primeiro programa de tratamento da fístula obstétrica na Tanzânia, no centro médico Bugando, em Mwanza, em 1997, e a Estratégia de Maternidade Segura, lançada em 1987 por agências internacionais como o FNUAP, o PNUD, a UNICEF, o Banco Mundial e o governo, para aumentar a consciencialização global sobre o impacto da mortalidade e morbilidade maternas e encontrar soluções. Apesar de todos os esforços concertados, as pessoas, especialmente nas zonas rurais, ainda não estão conscientes do tratamento e da prevenção da fístula obstétrica.

1.2 Declaração do problema

De acordo com o WDP (2008) "A maioria dos residentes das comunidades rurais tem informação de saúde inadequada sobre a Fístula Obstétrica e é por isso que continuam a viver com o problema porque não sabem onde obter tratamento disponível e como o prevenir. Miller (2005) afirmou ainda que "Estima-se que 80% das mulheres com fístula nunca procuram tratamento; uma das principais razões é que as mulheres não procuram tratamento médico porque não sabem que algo pode ser feito". As mulheres que vivem com este problema são afectadas física e psicologicamente. A maioria das mulheres afectadas isola-se da sociedade e, por vezes, recusa-se a participar em ocasiões sociais. As sobreviventes de fístula obstétrica tendem a esconder-se em casa para evitar o isolamento social, a humilhação e o abandono pela sociedade. A culpa é um dos sentimentos mais fortes, o divórcio é o fim último para estas mulheres e o apoio dos seus maridos e familiares está a diminuir". A maior parte delas encontra-se em zonas remotas, onde é difícil ser contactada por aqueles que se ocupam deste problema. Por último, a maioria dos pobres não tem voz.

As raparigas e as mulheres na Tanzânia não têm acesso a informação sobre a prevenção, a gestão precoce e o tratamento da fístula obstétrica. O principal problema nas zonas rurais da Tanzânia é o facto de a maioria das pessoas não saber que a fístula obstétrica pode ser curada e, de qualquer modo, não dispor dos recursos necessários para pagar o transporte e a cirurgia. As vítimas de fístula obstétrica necessitam de informação que lhes permita aumentar a sua capacidade de prevenção, diagnóstico, controlo de infecções, tratamento precoce com cateteres e ingestão adequada de líquidos. Promover o acesso das raparigas e das mulheres à informação sobre a Fístula Obstétrica é promover a educação pública, uma vez que irá sensibilizar para a prestação de cuidados de emergência para a Fístula Obstétrica a nível distrital na Tanzânia. De acordo com o WDP (2001), "a falta de informação, a pobreza e as fracas infra-estruturas de transporte são as principais limitações ao tratamento e à prevenção da fístula obstétrica para as mulheres e raparigas nas zonas rurais".

Por conseguinte, este estudo examina o papel da divulgação de informações na abordagem da fístula obstétrica nas zonas rurais da Tanzânia, com especial referência ao distrito de Mpwapwa, região de Dodoma.

1. 3. Objectivos do estudo

1. 3.1 Objetivo geral.

O objetivo geral deste estudo foi investigar o papel da divulgação de informações na abordagem da fístula obstétrica nas zonas rurais, no distrito de Mpwapwa, região de Dodoma, Tanzânia.

1.3.2 Objectivos específicos

O estudo foi orientado pelos cinco objectivos específicos seguintes:

(i)   Examinar o nível de consciencialização sobre a fístula obstétrica entre as comunidades rurais do distrito de Mpwapwa, na Tanzânia.

(ii)   Identificar os canais utilizados na divulgação de informações sobre a fístula obstétrica no distrito de Mpwapwa, região de Dodoma, Tanzânia.

(iii)   Identificar os métodos utilizados pelas sobreviventes da fístula obstétrica para obterem informações sobre o tratamento e a prevenção da fístula obstétrica nas zonas rurais da Tanzânia.

(iv)   Identificar os desafios que as comunidades rurais enfrentam no acesso à informação sobre a Fístula Obstétrica nas zonas rurais da Tanzânia.

(v)   Propor o caminho a seguir e as estratégias através das quais a informação pode ser amplamente divulgada para ser utilizada na erradicação da fístula obstétrica nas zonas rurais da Tanzânia.

1.4 Questões de investigação

O estudo foi orientado pelas cinco questões de investigação seguintes:

(i)   . qual é o nível de consciencialização sobre a fístula obstétrica nas comunidades rurais do distrito de Mpwapwa, região de Dodoma, Tanzânia?

(ii)   . que canais de comunicação são utilizados para divulgar informações sobre a fístula obstétrica nas zonas rurais da Tanzânia?

(iii)   . Que métodos são utilizados pelas sobreviventes de fístula obstétrica para obter informações sobre o tratamento e a prevenção da fístula obstétrica nas zonas rurais da Tanzânia?

(iv)   . Que desafios enfrentam as comunidades rurais no acesso à informação sobre a fístula obstétrica na Tanzânia?

(v)   . que estratégias podem ser utilizadas para difundir amplamente as informações destinadas a erradicar Fístula obstétrica nas zonas rurais da Tanzânia?

1.   5 Importância do estudo

Este estudo visa estabelecer um mecanismo regular através do qual a informação sobre os serviços de fístula obstétrica nos hospitais seja actualizada e amplamente divulgada para benefício das sobreviventes de fístula obstétrica. Os resultados deste estudo também podem sensibilizar para a fístula obstétrica nas zonas rurais da Tanzânia, para determinar como, em termos concretos, as raparigas e as mulheres com fístula obstétrica podem aceder a informações sobre a fístula e o tipo de fontes de informação a que devem aceder. De um ponto de vista político, os resultados também influenciarão os decisores políticos a criar mecanismos de prevenção e tratamento da fístula obstétrica. Finalmente, este estudo também contribuiu para a literatura sobre o tema.

1.6 Definições operacionais de termos-chave

1.6.1 Canais

Trata-se de meios utilizados para transmitir e divulgar informações, tais como a rádio, a televisão, os jornais, os workshops, os seminários e as reuniões. Para efeitos do presente estudo, esta definição é aplicável.

1.6.2 Informações

Reitz (2007) definiu informação como "todos os factos, conclusões, ideias e trabalhos criativos do intelecto humano que tenham sido comunicados, formal ou informalmente, sob qualquer forma". Para efeitos deste estudo, a informação são todos os factos, conclusões, ideias e trabalhos criativos relacionados com a Fístula Obstétrica.

1.6.3 Fístula obstétrica

Trata-se de um orifício que se forma entre a vagina e a bexiga (VVF) ou entre a vagina e o reto (RVF) das raparigas e mulheres durante um parto difícil. Deixa as raparigas e as mulheres com perdas contínuas de urina e/ou fezes através da vagina.

1.6.4 Abordagem participativa/comunitária

Esta é uma das abordagens dos teatros para o desenvolvimento em que os membros da comunidade participam ativamente como actores, enquanto outros (público) debatem questões, apresentam os seus pontos de vista e, no processo, aumentam a sua consciência e conhecimento da sua realidade. Isto está de acordo com Mlama (1991) e Nyoni (1998). Esta metodologia foi aplicada na recolha de dados deste estudo porque facilita a obtenção de diferentes pontos de vista de diferentes membros da comunidade (audiências).

1.6.5 Zona rural

Uma zona rural é uma zona rural onde as pessoas vivem em quintas, aldeias e pequenas aldeias. Para efeitos do presente estudo, esta definição é aplicável.

1.6.6 Teatro

De acordo com Nyoni (1994), o teatro "é uma arte performativa que actua como um meio de comunicação estética entre o artista e o público. A comunicação é efectuada através de formas de arte, por exemplo, mímica, dança, recitações heróicas, drama e narração de histórias. Na representação, o teatro envolve uma performance ao vivo que tem uma ação planeada para criar uma impressão dramática coerente e significativa".

1.7 Âmbito e limitações do estudo

Este estudo foi efectuado na região de Dodoma, especificamente no distrito de Mpwapwa. Foi realizado entre outubro e dezembro de 2010.

CAPÍTULO DOIS
REVISÃO DA LITERATURA

2.1 Introdução

Este capítulo consiste numa revisão da literatura relacionada e relevante sobre Fístula Obstétrica em todo o mundo, incluindo África, com especial atenção para as Áreas Rurais na Tanzânia. Também estabelece a lacuna de investigação. Foram analisados documentos publicados e não publicados relativos ao tema. A revisão da literatura está organizada em torno de sete temas gerais que são: Principais Causas da Fístula Obstétrica, Consequências da Fístula Obstétrica, Tratamento e Prevenção da Fístula Obstétrica, Nível de Consciencialização sobre a Fístula Obstétrica na Comunidade Rural, Canais Utilizados na Disseminação de Informação sobre a Fístula Obstétrica, Métodos Utilizados pelos Sobreviventes da Fístula Obstétrica para Obter Informação sobre o Tratamento da Fístula Obstétrica e Desafios no Acesso à Informação sobre a Fístula Obstétrica nas Zonas Rurais. O capítulo termina com uma declaração sobre as lacunas da investigação.

2.2 Principais causas de fístula obstétrica

A fístula obstétrica é causada por diferentes factores, como a pobreza. Demzee (2007) afirma que "a situação do rendimento das FVV mostra que entre 25 pacientes com FVV, dez inquiridas não pouparam qualquer quantia de dinheiro durante a gravidez, nove pouparam menos de 30.000 xelins. Infra-estruturas de transporte deficientes, violência baseada no género, mutilação genital feminina prejudicial e casamentos precoces são outros factores que causam a fístula obstétrica". De acordo com Demzee (2007) "a maioria das vítimas de FVV são casadas com menos de 18 anos de idade". De acordo com o inquérito, "entre 25 inquiridas de FVV, 10 (40%) delas tinham menos de 18 anos". Miller (2005), no seu estudo, afirmou que "na Nigéria, cerca de 59% dos pacientes de FVV tinham 18 anos ou menos". Holme (2007) afirmou que "Na Etiópia, 19% a 50% das raparigas casam com 15 anos de idade. Na Zâmbia, as vítimas de VVF têm entre 18 e 20 anos de idade". A revisão da literatura indica que o casamento precoce é o principal fator de obstrução do parto que causa a Fístula Obstétrica na maioria dos países africanos. Miller (2005) argumentou afirmando que "cerca de 90% da fístula nos países em desenvolvimento é causada por parto obstruído".

A marginalização das mulheres na tomada de decisões e o analfabetismo são outros factores do trabalho de parto obstétrico. De acordo com Kloos, et al, (1997) "Em muitos países em desenvolvimento, como a Nigéria, a Etiópia, a Tunísia, o Bangladesh, a Índia, o Nepal e a Coreia, onde a fístula é comum, muitos estudos mostram que a tomada de decisões das mulheres é extremamente limitada, de tal forma que elas não decidem por si próprias procurar cuidados de saúde". Hinrichsen (2004) afirma ainda que "as decisões sobre a sua saúde são determinadas pela mãe, sogros, maridos ou outros membros da família. As mulheres não têm poder de decisão, mesmo nas decisões relativas à sua saúde". Ejembi (1994) também comentou que "muitas mulheres consideram a gravidez como o único meio de ganhar estatuto, mas a gravidez também aumenta o risco de morte materna e de incapacidade". Hendrickson (2004) afirmou que "a pobreza é o principal fator causal da fístula". O estudo de Demzee (2007) também revelou que "apenas 7% das mulheres forneceram dinheiro para transporte e cuidados de saúde a partir das suas próprias poupanças. 82% dos homens foram considerados como os principais fornecedores de dinheiro para pagar os cuidados de saúde e o transporte em caso de emergência". De acordo com o Relatório da OMS sobre Fístula Obstétrica (2004), "as mulheres com fístula provinham exclusivamente de famílias e comunidades pobres. As raparigas e as mulheres com fístula provêm tipicamente de famílias pobres. São frequentemente subnutridas, não têm acesso a serviços de saúde e informação adequados e não podem pagar o tratamento médico".

2.3 Consequências da fístula obstétrica

Os estudos revelam igualmente que a maioria das mulheres afectadas se isola da sociedade e, por vezes, recusa-se a participar em ocasiões sociais. Algumas são abandonadas pelas suas famílias e não são autorizadas a preparar comida para os seus maridos ou membros da família. Kyari (1991) no seu estudo afirmou que "elas comem sozinhas e usam os seus utensílios de comida separados, porque as pessoas à sua volta receiam que a Fístula Obstétrica seja contagiosa. A coisa mais angustiante é que as mulheres com fístula estão sempre molhadas de urina quando estão de pé, sentadas, a andar ou a dormir. Como resultado, elas cheiram a urina a toda a hora e têm vergonha de estar perto das pessoas". Demzee (2007) referiu que "entre 25 doentes sobreviventes de fístula obstétrica, apenas 3 receberam apoio com bons cuidados, mas continuam a isolar-se e a não comparecer em diferentes ocasiões públicas". Ejembi (1994) afirmou ainda que "Quando a gravidez termina em tragédia, há uma profunda desilusão, um colapso das esperanças e dos planos, incluindo o choque e a primeira fase do processo de luto, que são respostas naturais. A culpa é uma das emoções mais fortes. As doentes com fístula obstétrica também ficam de luto pelos seus bebés nados-mortos e sofrem dores emocionais". Hinrichsen (2004) referiu que "A incerteza quanto ao seu futuro, combinada com uma lesão grave à nascença, torna a vida extremamente dura para elas. Só com a possibilidade de uma cura é que a esperança e a dignidade podem ser restauradas. O divórcio é o fim último para estas mulheres". De acordo com Demzee (2007) "Entre as 25 pacientes com FVV, 22 (88%) estavam separadas ou divorciadas. No Níger, 63% das vítimas de VVF eram divorciadas". Miller (2005) afirma que "Na Etiópia, os maridos tinham rejeitado mais de 50% das mulheres no Hospital de Fístulas de Adis Abeba. Para as mulheres com fístula, as hipóteses de voltar a casar e de ter filhos são escassas, até serem curadas por procedimentos cirúrgicos". As vítimas sentem-se indesejadas e excluídas da sociedade, porque se atribui grande valor à maternidade (Ejembi, 1994). Demzee (2007) referiu que "70,6% das pacientes de FV relataram que foram acusadas de não terem conseguido dar à luz em segurança, o que significa que falharam no seu papel de mulheres". Também se sentem embaraçadas quando viajam com outros passageiros. O apoio dos maridos e dos familiares está a diminuir.

2.4 Tratamento e prevenção da fístula obstétrica

Foram adoptadas diferentes medidas para prevenir este problema. Por exemplo, na Tanzânia, o Projeto Dignidade Mundial, em colaboração com o Ministério da Saúde e o Fundo das Nações Unidas para a Infância, apoia os serviços de saúde materna e infantil em todo o país, para que as mulheres possam ter acesso a serviços maternos. [th]Existem hospitais especiais que tratam de casos de FVV, incluindo o CCBRT, que começou em 30 de maio de 2005, o KCMC, etc. O CCBRT, em colaboração com outras organizações, como o Women's Dignity Project, a African Medical Research Foundation (AMREF) e a Anti-Female Genital Mutilation Networks (AFNET), estabeleceu uma rede em algumas zonas rurais para detetar, rastrear e enviar mulheres para Dar es Salaam para serem operadas. O WDP, o CCBRT e o Ministério da Saúde estão a criar programas a nível nacional para restaurar a dignidade das mulheres.

De um modo geral, a maioria das revisões da literatura acima referidas sugeriu a adoção de diferentes medidas para atenuar o problema. A sensibilização é a estratégia mais aconselhada por diferentes académicos. Por exemplo, Bangser, (2008) sugeriu que "a pobreza, o empoderamento das mulheres, o planeamento familiar e as questões importantes da Mutilação Genital Feminina (MGF) e do casamento precoce de crianças são áreas críticas a serem abordadas para a erradicação da fístula". Além disso, Miller (2005) sugeriu que "a prevenção da fístula deve envolver diferentes estratégias, tais como educar as comunidades sobre os factores culturais, sociais e fisiológicos que aumentam o risco de fístula. A fístula obstétrica está associada a factores sociais, culturais, económicos e políticos. Hilton (2003) também afirmou o seguinte sobre a Fístula Obstétrica:

É certo que a fístula obstétrica desaparecerá se a intervenção precoce no trabalho de parto obstruído estiver disponível em todo o mundo. É necessário que o governo reconheça as fístulas como um problema grave de saúde pública, que melhore o estatuto das mulheres na sociedade, que alargue o ensino primário às raparigas, que abandone a mutilação genital feminina (MGF) e que adie o casamento e a maternidade.

2.5 Nível de consciencialização sobre a fístula obstétrica na comunidade rural

Miller (2005) afirmou que "embora o sucesso das reparações de fístulas seja elevado, cerca de 90%, muitas mulheres continuam a desconhecer a disponibilidade de tratamento para a sua condição. Estima-se que 80% das mulheres com fístula nunca procuram tratamento; uma das principais razões é o facto de as mulheres não procurarem tratamento por não saberem que algo pode ser feito". Thaddeus e Maine (1994) relataram que, "Uma grande parte das instalações de cuidados de saúde na Tanzânia e noutros países em desenvolvimento estão baseadas em áreas urbanas." Estudos efectuados pelo WDP/ Utu Mwanamke (2003) documentaram que os habitantes das zonas urbanas tinham melhor acesso às instalações de saúde do que os habitantes das zonas rurais. O WDP (2003) relatou ainda que "uma vítima ouviu informações sobre a fístula na rádio, dizendo que os doentes com Fístula Vésico Vaginal (FVV) com 60 anos de idade deviam receber tratamento gratuito, mas ela não sabia os procedimentos a seguir para esse tratamento, pelo que continuou à espera". De acordo com Demzee (2007), os dados do inquérito mostraram que "a maioria das mulheres não estava ciente das causas, 70% das pacientes com FVV relataram que foram acusadas de serem preguiçosas pelos seus maridos ou outros familiares, 9,3% afirmaram que foram enfeitiçadas, 12% não respeitaram alguns rituais e normas. Apenas 20% associaram o problema ao trabalho de parto prolongado". O Tanzania Report Survey (2001) mostrou que "a maior parte das reparações de fístulas efectuadas na Tanzânia tem lugar em seis hospitais localizados perto do perímetro do país. Como tal, a maioria das raparigas e mulheres com fístula que vivem no interior da Tanzânia não têm conhecimento do tratamento da FVV".

2.6 Canais Utilizados na Disseminação de Informação sobre Fístula Obstétrica

Existem vários canais de comunicação que são utilizados para disseminar informação sobre a Fístula Obstétrica. Estes incluem folhetos, rádios, televisão e serviços de proximidade. De acordo com Bangser (2008) "o Programa Nacional de Fístula da Tanzânia distribuiu 660.000 folhetos por toda a Tanzânia explicando o que é a Fístula Obstétrica, quais os hospitais que efectuam operações e quando estão disponíveis os serviços de reparação da Fístula Obstétrica. Utilizou anúncios de rádio em 2 estações de rádio nacionais e 14 regionais descrevendo a fístula, anunciando quando e onde os serviços de reparação estão disponíveis".

Embora existam vários canais utilizados para divulgar informações sobre a fístula obstétrica, parece que a rádio é o principal canal utilizado para divulgar essas informações. "Eventualmente, o filho de Rehema ouviu na rádio que as pessoas com mais de 60 anos poderiam receber tratamento médico gratuito. Esperaram vários anos até que Rehema fizesse 60 anos, mas os procedimentos para obter tratamento gratuito nunca lhes foram explicados. Assim, Rehema continuou a esperar pelo tratamento, indefinidamente" (WDP, 2003). A rádio foi utilizada para disseminar informação sobre a Fístula Obstétrica porque foi considerada um meio eficaz para atingir a maioria das pessoas urbanas, rurais e das bases. Isto foi de acordo com Raassen [(2006) e WDP (2008)].

2.7 Métodos utilizados pelas sobreviventes de fístula obstétrica para obter informações sobre o tratamento da fístula obstétrica

As investigações efectuadas na Tanzânia sobre este problema revelaram que algumas pacientes recorrem aos curandeiros tradicionais e muito poucas recorrem aos profissionais de saúde [WDP (2003) e Bangser (2008)]. A maioria delas tende a esconder-se devido ao cheiro desagradável da urina e das fezes; também a vergonha associada à condição impede as mulheres de procurarem informação [WDP (2006) e Wall (2006)].

2.8 Desafios enfrentados pelas mulheres no acesso à informação sobre fístula obstétrica nas zonas rurais

A maioria das investigações sobre este tema baseia-se nos desafios que as mulheres enfrentam no acesso ao tratamento, tais como a falta de dinheiro para comprar instalações para o parto, infra-estruturas de transporte deficientes, longas distâncias, falta de apoio de parteiras e enfermeiras. Os desafios que as mulheres rurais enfrentam no acesso à informação sobre a fístula obstétrica não foram muito identificados. No entanto, a informação dos académicos identificou alguns desafios, que incluem: pobreza, analfabetismo, fracas infra-estruturas de transporte e cultura. Omosa (1991) afirmou que "Embora a televisão chegue a uma grande população, ainda é dispendiosa para comprar e manter para a maioria das pessoas a nível local (comunidade rural). Mas onde há aparelhos disponíveis, o visionamento é feito principalmente pelos homens, uma vez que a maioria das mulheres está demasiado ocupada com as tarefas domésticas ou é culturalmente impedida de frequentar esses locais". De acordo com Mchombu (2004), "os meios de comunicação impressos abrangem a palavra escrita sob a forma de livros, revistas, boletins informativos, jornais e cartas, mas é necessário um público alfabetizado para utilizar os meios de comunicação impressos como canal de comunicação. A rádio pode restringir os ouvintes a um determinado tempo de escuta; a rádio carece de um mecanismo de reação direta".

2.9 Lacuna de investigação

Embora a Fístula Obstétrica seja um problema muito sério, continua a ser negligenciada a nível nacional e internacional, razão pela qual existem muito poucos estudos sobre este tópico, particularmente na Tanzânia. Mesmo as poucas pesquisas que são feitas por diferentes ONGs, como WDP, UNFPA, AMREF e MOH. Também os trabalhos individuais se baseiam nas causas, nos impactos, no tratamento e na prevenção, mas esqueceram-se de investigar a forma como esta informação é divulgada nas zonas rurais. Esta é a lacuna que este estudo pretende preencher.

2.9 Quadro concetual

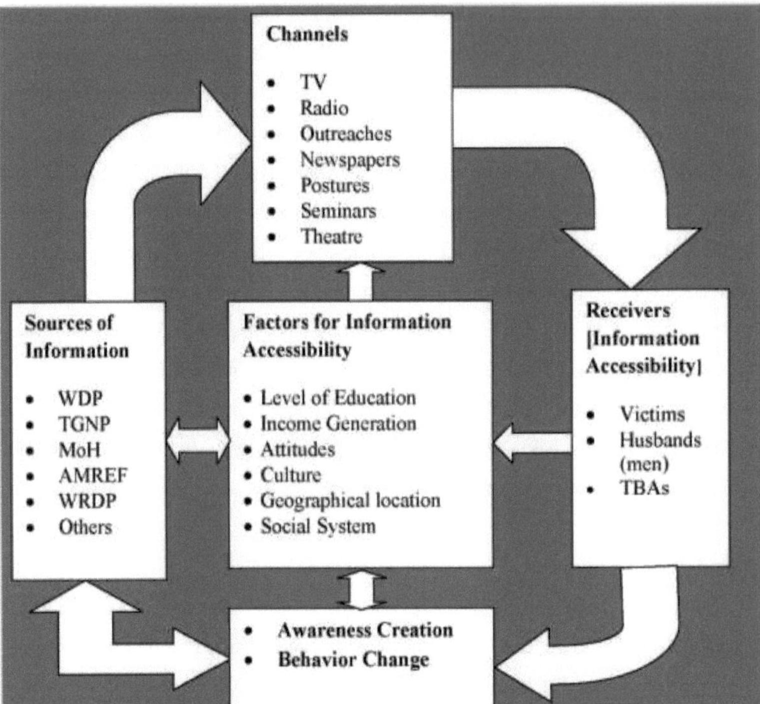

Figura 1: Modelos de comunicação da informação de Shannon (1949), Berlo (1960) e Lasswell (1948) ligeiramente modificados por Clemence Onesta (2011)

Shannon (1949), no seu modelo de comunicação, sugeriu que, para comunicar informação, é necessário que existam fontes de informação que sejam geradoras e disseminadoras de informação. O estudo atual inclui o WDP, o AMREF, o WRDP e o TGNP. Devem também existir canais de difusão da informação e o recetor, que é um descodificador da informação. Por outro lado, Berlo (1960), no seu modelo de comunicação, sugeriu que os geradores e divulgadores de informação devem ter em conta o nível de educação, as atitudes, a cultura, as capacidades de comunicação, os conhecimentos, a localização geográfica e os sistemas sociais do público-alvo (recetor da informação). Para a criação de consciência, deve haver uma grande consideração e diagnóstico desses factores antes de a informação ser gerada e divulgada.

A criação de consciencialização deve começar com uma fonte de informação. Os geradores e disseminadores de informação, tais como o WDP, AMREF, TGNP e o Ministério da Saúde, que lidam maioritariamente com a disseminação de informação sobre o tratamento e prevenção da Fístula Obstétrica, devem primeiro fazer um diagnóstico para compreender os canais de informação apropriados que as vítimas usam para comunicar. Além disso, deve ser feito um exame dos receptores da mensagem: os seus níveis de educação, padrões de vida, normas e valores (cultura), atitudes e auto-eficácia. A fonte de informação deve, em primeiro lugar, reavaliar a sua embalagem de informação, selecionar os canais apropriados para o público apropriado, tal como Lasswell (1948) argumentou ao afirmar que "uma comunicação eficaz precisa de saber quem diz o quê, em que canal, a quem, como e com que efeito". Berlo (1960) sugeriu que, para produzir efeito, os geradores e divulgadores de informação devem pensar na mente dos receptores, na sua capacidade de comunicação, cultura, conhecimento, atitude e sistema social. A reavaliação e a aplicação de todos estes mecanismos podem levar a uma comunicação eficaz que pode resultar na criação de consciência sobre a Fístula Obstétrica. A sensibilização pode prevenir a sua ocorrência, as doentes com fístula obstétrica podem recorrer a hospitais de fístula obstétrica para serem operadas e, por fim, as pessoas podem mudar o seu comportamento em relação às vítimas de fístula obstétrica, prestando-lhes apoio moral e financeiro.

CAPÍTULO TRÊS
METODOLOGIA DE INVESTIGAÇÃO

3.1 Conceção da investigação

A conceção da investigação é a organização das condições de recolha e análise de dados de uma forma que visa combinar a relevância para o objetivo da investigação com a economia de procedimentos. Orodho (2003) define a conceção da investigação como "o esquema, esboço ou plano que é utilizado para gerar respostas a problemas de investigação". De acordo com a natureza do problema, o investigador selecionou desenhos de investigação exploratórios e descritivos para responder às perguntas sobre a forma como as pessoas das zonas rurais estão conscientes da Fístula Obstétrica. A investigação qualitativa refere-se ao tipo de investigação que envolve descrição. Sarantakos (1998) descreveu a investigação quantitativa como "envolvendo medidas quantitativas e utilização de análise estatística".

A investigação foi concebida para recolher dados relevantes para o tema do estudo. A utilização de métodos de recolha mistos (qualitativos e quantitativos) foi escolhida devido à sua adequação estratégica ao tema do estudo. Os métodos qualitativos foram selecionados porque os dados procurados eram de natureza mais descritiva e exploratória, em oposição a um método largamente estatístico ou quantitativo (Creswell, 1994). Este método foi considerado mais apropriado para o tópico da investigação, especialmente para os aspectos de conhecimentos e atitudes, opiniões e sugestões relativas à Fístula Obstétrica. Através das suas explicações no Focus Group Discussion, questionários auto-administrados, discussão teatral pós-espetáculo e observações, o investigador conseguiu recolher muitos dados. Foram utilizados métodos quantitativos especialmente para recolher informação estatística de base sobre idade, sexo e outra informação quantificável.

3.2 Área de estudo

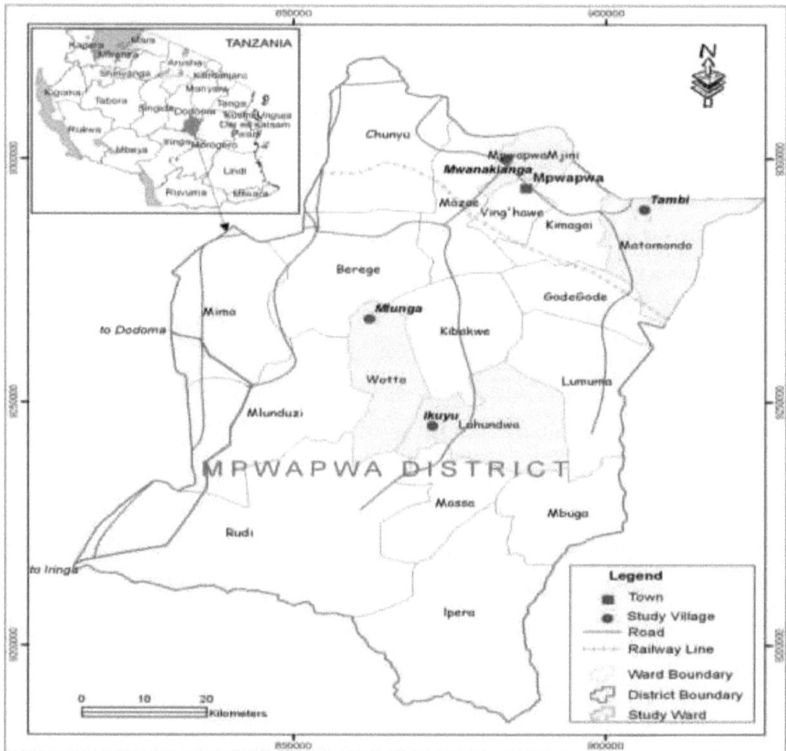

Figura 2: Representação da área de estudo (bairros e aldeias)

O estudo foi efectuado no distrito de Mpwapwa, um dos sete distritos da região de Dodoma. Os outros distritos são Kondoa, Kongwa, Dodoma Rural, Dodoma Urbano, Bahi e Chamwino.

A população do distrito de Mpwapwa é de 305056, sendo 147.306 homens e 157.750 mulheres (Gabinete Nacional de Estatística da Tanzânia, 2012).

Administrativamente, o distrito de Mpwapwa é constituído por três divisões: Mpwapwa, Kibakwe e Rudi. O distrito tem dezoito alas e oitenta e quatro aldeias. O estudo foi efectuado em duas divisões que são Mpwapwa Mjini e Kibakwe. De cada divisão, o investigador selecionou duas alas, ou seja, da Divisão de Mpwapwa Mjini, o investigador selecionou Mpwapwa

Mjini e Matomondo Wards. Na divisão de Kibakwe, o investigador selecionou as alas de Luhundwa e Wotta. Em seguida, de cada distrito, o investigador selecionou uma aldeia. A aldeia de Mwanakianga foi selecionada do distrito de Mpwapwa Mjini, a aldeia de Tambi foi selecionada do distrito de Matomondo. A aldeia de Ikuyu foi selecionada do distrito de Luhundwa, enquanto a aldeia de Mlunga foi selecionada do distrito de Wotta.

Os principais grupos étnicos do distrito de Mpwapwa são os Gogo, Kaguru, Tiriko e Hehe. Os Tagota e os Maasai são grupos pastoris que migraram para o distrito e se estabeleceram nas planícies do sul em torno dos rios Mtera e Ruaha. Partes do distrito de Mpwapwa situam-se entre 915 e 1200 metros acima do nível do mar. Tem uma área de 7.479 quilómetros quadrados, constituindo cerca de 18,1% da área total da região de Dodoma. O distrito de Mpwapwa faz fronteira com Kongwa a norte, com a região de Morogoro a sul, com o distrito de Iringa da região de Iringa a sul e com o distrito rural de Dodoma a oeste. O distrito de Mpwapwa é uma área bastante montanhosa e leva muitas horas a viajar de carro do norte para o sul ao longo das estradas sujas que servem o distrito. O distrito é bastante árido e só recebe boas chuvas 2 anos em cada 7 anos. A precipitação média anual é de 715 milimitros.

1.1.1 Justificação para a seleção da área de estudo

De acordo com o WDP (2001) "Os cuidados com a fístula são largamente inacessíveis e indisponíveis em Singida, Dodoma, Tabora e Rukwa onde também parece haver poucos especialistas em ginecologia e cirurgia. Por conseguinte, estas são as regiões mal servidas do país". Com base na afirmação acima, o investigador decidiu realizar a sua investigação no distrito de Mpwapwa porque é um dos seis distritos da região de Dodoma, que é uma das regiões mal servidas na Tanzânia. Além disso, o distrito de Mpwapwa não tem tido mais em consideração a melhoria do sector da saúde do que outros distritos da região de Dodoma. Por exemplo, a análise dos desenvolvimentos no sector da saúde 2006-2009 realizada pelo WDP (2009), para o caso da melhoria do sector da saúde nas zonas rurais da Tanzânia, o estudo foi realizado em cinco regiões, incluindo Dodoma, com especial referência aos distritos de Chamwino e Kongwa. Mpwapwa não foi abrangido. Do mesmo modo, não foi efectuada qualquer investigação sobre o papel da informação na abordagem da fístula obstétrica nas zonas rurais da Tanzânia, particularmente no distrito de Mpwapwa, região de Dodoma. Além disso, o investigador selecionou o distrito de Mpwapwa como o seu estudo de caso porque está mais familiarizado com a língua local e os aspectos sócio-culturais da sociedade. Kvale (2009) recomendou que "estar familiarizado com questões de valores e diretrizes éticas da área estudada facilita ao investigador a obtenção das informações necessárias".

3.3 População do estudo/ estrutura de amostragem

De acordo com Jamal e Kamzola (2008), "a população do estudo é uma lista completa de todos os objectos ou elementos da população-alvo de onde será retirada a amostra". No caso deste estudo, a população do estudo incluiu mulheres que vivem com Fístula Obstétrica, homens, mulheres que não foram afectadas, profissionais de saúde (enfermeiros e médicos) e parteiras tradicionais, pessoas que cuidam de Vítimas de Fístula Obstétrica e geradores de informação sobre fístula, tais como WDP, AFNET e AMREF. O objetivo era obter diferentes pontos de vista e opiniões sobre este estudo.

3.4 Tamanho da amostra

Kothari (2004) definiu amostra como "um representante mais pequeno da população total. A dimensão da amostra é uma lista total de inquiridos. Refere-se ao número de itens a selecionar do universo para constituir uma amostra". O estudo foi realizado em duas divisões: a cidade de

Mpwapwa e as divisões de Kibakwe. De cada divisão, o investigador selecionou dois bairros, ou seja, da cidade de Mpwapwa, o investigador selecionou os bairros de Mpwapwa e Matomondo, respetivamente. Da divisão de Kibakwe, o investigador selecionou as alas de Luhundwa e Wotta. Em seguida, de cada distrito, o investigador selecionou uma aldeia. A aldeia de Mwanakianga foi selecionada do distrito da cidade de Mpwapwa; a aldeia de Tambi foi selecionada do distrito de Matomondo. A aldeia de Ikuyu foi selecionada do bairro de Luhundwa, enquanto a aldeia de Mlunga foi selecionada do bairro de Wotta. Por conseguinte, o investigador efectuou a sua investigação em quatro aldeias: Mwanakianga, Tambi, Ikuyu e Mlunga.

Havia 14 inquiridos de Mwanakianga; entre eles, 2 eram parteiras tradicionais, 5 homens, 5 mulheres que não tinham sido afectadas, 1 líder de aldeia e 1 sobrevivente de fístula obstétrica. A aldeia de Tambi era constituída por 15 inquiridos: 2 eram parteiras tradicionais, 5 homens, 5 mulheres que não foram afectadas, 1 chefe de aldeia e 2 sobreviventes de fístula obstétrica. Havia 18 inquiridos de Ikuyu: 2 eram parteiras tradicionais, 5 homens, 5 mulheres que não foram afectadas, 1 chefe de aldeia, 3 sobreviventes de fístula obstétrica e 2 familiares que cuidam de doentes com fístula obstétrica. A aldeia de Mlunga era constituída por 17 inquiridos: 2 eram parteiras tradicionais, 5 homens, 5 mulheres que não foram afectadas, 1 líder da aldeia e 3 sobreviventes de fístula obstétrica e 1 membro da família que cuida de pacientes com fístula obstétrica. Por conseguinte, o tamanho da amostra deste estudo é composto por 64 inquiridos. Foram entrevistados geradores e divulgadores de informação, médicos e parteiras. O objetivo de ter uma amostra heterogénea era obter diferentes pontos de vista, ideias e opiniões, o que facilitou a obtenção de informações fiáveis e válidas sobre o tema.

3.5 Procedimentos de amostragem

O processo de amostragem foi definido por (Kombo e Tromp, 2007) como "um processo de seleção de um número de indivíduos de uma população tal que o grupo selecionado contém elementos representativos das caraterísticas encontradas em todo o grupo". O investigador utilizou uma amostragem não probabilística. A amostragem não probabilística é um processo de amostragem que não permite estimar a probabilidade de cada elemento da população ter a mesma probabilidade de ser selecionado. Neste tipo de amostragem, "os elementos da amostra são selecionados deliberadamente pelo investigador; as suas escolhas em relação aos elementos permanecem absolutas" (Kothari, 2004). Neste estudo, foram utilizadas técnicas de amostragem por quotas e intencional. A conceção de amostragem por quotas foi definida por Jamal e Kamzola (2008) como "uma amostragem criteriosa com a restrição de que uma amostra inclui um número mínimo de cada subgrupo especificado na população". O investigador escolheu o desenho de amostragem por quotas para selecionar duas divisões que são as divisões de Mpwapwa Mjini e Kibakwe. Em seguida, foram selecionadas duas alas de cada divisão. Ou seja, da divisão de Mpwapwa Mjini, o investigador selecionou as alas de Mpwapwa Mjini e Matomondo. As alas de Wotta e Luhundwa foram selecionadas da divisão de

Kibakwe. Em seguida, foi selecionada uma aldeia de cada distrito. Por conseguinte, o investigador conduziu a sua investigação em quatro aldeias, nomeadamente a aldeia de Mwanakianga do distrito de Mpwapwa Mjini, a aldeia de Tambi do distrito de Matomondo, a aldeia de Ikuyu do distrito de Luhundwa e a aldeia de Mlunga do distrito de Wotta. A seleção das quatro aldeias foi orientada pelo Diretor da AFNET, Noel Stiven, que está mais familiarizado com a prevalência da fístula obstétrica no distrito de Mpwapwa. Ele disse: "A AFNET é uma ONG que está a lidar com a Mutilação Anti-genital no Distrito de Mpwapwa. Decidimos ajudar as sobreviventes da fístula obstétrica porque não há ninguém que cuide delas para garantir que recebem tratamento". Atualmente, a AFNET no distrito de Mpwapwa está a colaborar com o Hospital CCBRT, que é um dos hospitais de cirurgiões que fornecem tratamento gratuito para a fístula obstétrica

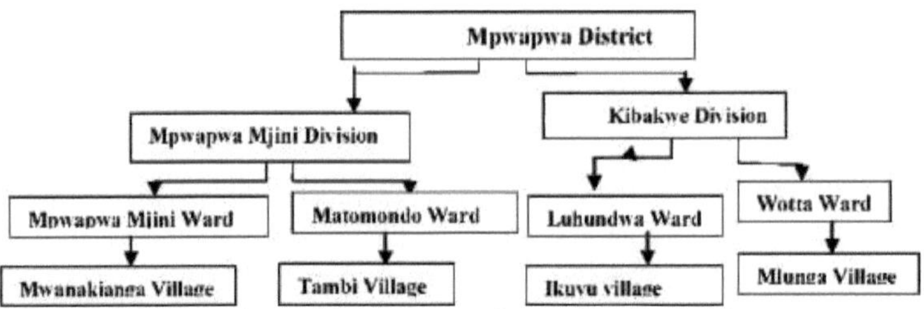

Figura 3: Divisões, alas e aldeias amostradas no distrito de Mpwapwa

Para selecionar os inquiridos de cada aldeia, o investigador utilizou técnicas de amostragem intencional e de bola de neve. Para a amostragem intencional, o investigador selecionou propositadamente um grupo de pessoas consideradas fiáveis para o estudo (Kombo e Tromp, 2007). O investigador escolheu apenas os inquiridos que estavam em condições de fornecer os dados necessários. A técnica de amostragem em bola de neve começa com algumas pessoas ou casos e depois aumenta gradualmente o tamanho da amostra à medida que novos contactos são mencionados pelas pessoas com quem se começou Miller (1977). Nesta fase, o investigador e o assistente de investigação foram orientados pelos líderes das aldeias, tais como os chefes das aldeias e os presidentes das aldeias, para identificar outros inquiridos que provavelmente teriam os dados necessários.

3.6 Métodos de recolha de dados

3.6.1 Dados secundários

Os dados secundários incluem informações que já foram recolhidas por outra pessoa. Os dados secundários foram obtidos na Internet, em artigos de revistas, relatórios, materiais publicados e não publicados, incluindo teses e dissertações, livros, actas de conferências e outros recursos fiáveis da biblioteca.

3.6.2 Dados primários;

De acordo com Kothari (2004), "os dados primários são aqueles que são recolhidos de novo e pela primeira vez e, portanto, têm um carácter original". Neste estudo, os dados primários foram recolhidos através dos seguintes métodos

3.6.2.1 Entrevistas em profundidade

De acordo com Kvale (2009), a entrevista aprofundada é uma técnica de investigação qualitativa que é frequentemente orientada por perguntas abertas não estruturadas, de modo a que os inquiridos possam expor o seu ponto de vista sobre o tema, sendo que o investigador estará a ouvir enquanto toma notas e grava as entrevistas em áudio. A entrevista em profundidade foi utilizada como o principal instrumento deste estudo; foi complementada por questionários auto-administrados. O investigador conduziu entrevistas com sobreviventes de fístula obstétrica, os seus maridos (homens), mulheres que não viviam com fístula obstétrica, membros da família que cuidavam de sobreviventes de fístula obstétrica, parteiras tradicionais, parteiras e líderes de aldeia.

3.6.2.2 Discussão em grupo

A discussão em grupo foi definida por Marshall e Rossman (1995) como "um instrumento de investigação qualitativa utilizado para compreender as razões pelas quais os inquiridos sentem o que sentem. Permite a exploração de opiniões e ideias entre os participantes sobre o tópico que estes não expressariam quando entrevistados individualmente". Estas reacções podem ser muito úteis para compreender o que está por detrás do tópico, uma vez que a Discussão em Grupo Focal estimula novas ideias. Na Discussão em Grupo Focalizada, o investigador observa diretamente os membros do grupo (e as suas reacções/emoções) à medida que se relacionam com uma questão. Neste estudo, o investigador organizou duas Discussões de Grupos Focais (homens e mulheres) que incluíam 6 membros em cada grupo de cada aldeia.

3.7.2.3 Questionários.

Kothari [(2004) e (Kombo e Tromp, 2007)] definiram os questionários como perguntas que são escritas num formulário ou conjunto de formulários e distribuídas por correio ou presencialmente pelo investigador e pelo assistente de investigação aos inquiridos, que devem ler e compreender as perguntas e escrever a resposta no espaço destinado para o efeito no próprio questionário. Os inquiridos têm de responder às perguntas por si próprios. Neste estudo, as perguntas foram concebidas e distribuídas a médicos e a geradores e divulgadores de informação.

3.7.2.4 Performance de Teatro Participativo

Este método foi aplicado. Após a atuação ao vivo no palco, houve um debate (discussão de grupo pós-atuação). Todos os espectadores foram convidados a dar sugestões. Mlama (1991) afirmou que "a discussão após a atuação tem como objetivo mobilizar as pessoas para um compromisso de resolver a sua própria escolha". O investigador utilizou esta abordagem para recolher dados para o seu estudo.

3.7.2.5 Observações

O método de observação é o método habitualmente utilizado especificamente nos estudos relativos às ciências do comportamento. É sistematicamente planeado e registado e está sujeito a verificações e controlos de validade e fiabilidade. Silverman (2010) e Kothari (2004) definiram a observação da seguinte forma: "O investigador pode mesmo recolher informações que não poderiam ser facilmente obtidas se observasse de forma desinteressada; além disso, a observação participante ajuda a verificar a veracidade das declarações feitas pelos inquiridos no contexto de questionários ou entrevistas". No caso deste estudo, o investigador observou sobreviventes de fístula obstétrica, a presença de uma biblioteca e de um centro de informação, a presença de televisões, rádios, linhas fixas e telemóveis, a presença de materiais impressos como folhetos, jornais, revistas e muitos outros sobre fístula obstétrica.

3. 8 Controlo da qualidade dos dados

O controlo da qualidade dos dados foi considerado de forma a garantir a exatidão da informação obtida dos inquiridos. Entre as técnicas de controlo da qualidade dos dados utilizadas pelo investigador contam-se o estudo-piloto, a triangulação, a objetividade, o rigor e as questões éticas.

3.1.1 Estudo-piloto

Antes do trabalho de campo, os instrumentos de investigação foram pré-testados numa das aldeias do distrito de Mpwapwa. O objetivo era manter a validade e a fiabilidade dos instrumentos. Outra razão para o pré-teste foi saber se as perguntas de investigação nos instrumentos correspondiam aos objectivos do estudo. Posteriormente, os erros técnicos foram corrigidos em conformidade.

3.1.2 Triangulação

Foi aplicada uma combinação de métodos (triangulação) para recolher dados para este estudo. A triangulação significa basicamente a utilização de várias técnicas de recolha de dados para investigar o mesmo fenómeno. O investigador utilizou um questionário auto-administrado, um programa de entrevistas, observações e análise de conteúdo. Isto assegurou-lhe a validação dos resultados da investigação.

3.1.3 Objetividade

A amostra e a área de estudo foram cuidadosamente selecionadas utilizando técnicas de amostragem intencionais e de bola de neve. A seleção dos inquiridos baseou-se nas vítimas e áreas afectadas e não na amizade ou relação próxima, a fim de aumentar a validade e reduzir o enviesamento.

3.1.4 Questões éticas

A fim de observar as questões éticas que orientam a investigação, os inquiridos foram informados sobre o principal objetivo académico do estudo. No entanto, este ponto foi explicado várias vezes antes de as pessoas compreenderem a natureza do estudo. A confidencialidade foi assegurada explicando que as informações fornecidas são estritamente confidenciais e que o estudo se destina principalmente a fins académicos e não a outros fins.

3.1.5 Rigorosidade

As perguntas de todos os instrumentos de investigação foram estruturadas de forma a evitar ambiguidades e estavam de acordo com os objectivos do estudo. Além disso, o estudo foi cuidadosamente planeado e realizado para garantir que as informações e os dados recolhidos eram exactos e isentos de preconceitos.

3.9 Análise de dados

Os dados foram analisados de forma quantitativa e qualitativa. Os dados quantitativos foram recolhidos a partir de questionários auto-administrados, organizados, codificados e analisados utilizando o Statistical Package for Social Science (SPSS) Versão 16 para obter frequências e percentagens. Os dados qualitativos foram analisados durante o processo de investigação. Por exemplo, no final de cada entrevista, foram revistas as notas de campo, as gravações e os comentários. Outros dados qualitativos das entrevistas e observações foram analisados através da análise de conteúdo.

CAPÍTULO QUATRO
APRESENTAÇÃO DOS DADOS, ANÁLISE E DISCUSSÃO DOS RESULTADOS DA INVESTIGAÇÃO

4.0 Introdução

Este capítulo apresenta e analisa os dados de acordo com as cinco questões de investigação delineadas neste estudo. O objetivo principal deste estudo era avaliar o papel da disseminação de informação na abordagem da Fístula Obstétrica nas zonas rurais da Tanzânia, com referência específica ao Distrito de Mpwapwa. Os resultados são do Distrito de Mpwapwa, particularmente nas quatro aldeias que são Ikuyu, Mlunga, Mwanakianga e Tambi. Este capítulo abrange as caraterísticas demográficas dos inquiridos, o seu nível de consciencialização sobre o problema da Fístula Obstétrica, a perceção dos inquiridos em relação aos Sobreviventes da Fístula Obstétrica (OFS), os métodos que utilizam para obter informação sobre a Fístula Obstétrica, os desafios que enfrentam no acesso à informação sobre a Fístula Obstétrica e as sugestões dos inquiridos de estratégias alternativas ou complementares sobre a forma como a informação sobre a Fístula Obstétrica deve ser ser divulgada nas zonas rurais da Tanzânia.

Os dados para este estudo foram recolhidos através de um questionário auto-administrado, de discussões em grupos de discussão, de espectáculos de teatro participativo e de observações. Um total de 64 inquiridos participaram neste estudo.

4.1 Composição dos inquiridos
Tabela 1: Categorias dos inquiridos envolvidos no estudo (N=64)

CATEGORIA	WHNAOF		OFS		WTC		VL		TBAs		TOTAL	
	F	%	F	%	F	%	F	%	F	%	F	%
Mwanakianga	10	15.6	1	1.6	0	0	1	1.6	2	3.1	14	21.9
Tambi	10	15.6	2	3.1	0	0	1	1.6	2	3.1	15	23.4
Ikuyu	10	15.6	3	4.7	2	3.1	1	1.6	2	3.1	18	28.1
Mlunga	10	15.6	3	4.7	1	1.6	1	1.6	2	3.1	17	26.6
TOTAL	40	62.4	9	14.1	3	4.7	4	6.3	8	12.5	64	100

Fonte: Dados de campo, 2011.   F=Frequências%=Percentagens
WHNAOF = Mulheres que não foram afectadas por fístula obstétrica

A Tabela 1 mostra as diferentes categorias de inquiridos que forneceram opiniões sobre a forma como as vítimas de Fístula Obstétrica obtêm informações sobre como prevenir a doença e onde podem ser curadas. Isto inclui 9 (14,1%) sobreviventes de fístula obstétrica, 3 (4,7%) pessoas que costumavam cuidar delas, 40 (62,4%) pessoas que nunca foram afectadas pelo problema da fístula obstétrica, 4 (6,3%) líderes de aldeia e 8 (12,5%) parteiras tradicionais. O objetivo de envolver diferentes categorias de inquiridos era obter diferentes pontos de vista, ideias, sugestões e opiniões para facilitar a obtenção de informações fiáveis e válidas sobre o tópico.

4.2 Informações demográficas dos inquiridos

Em qualquer estudo, as caraterísticas demográficas dos inquiridos são importantes porque fornecem informações sobre o contexto da população em que o estudo se realiza. Esta secção apresenta as caraterísticas demográficas dos inquiridos, incluindo a sua localização geográfica (área de residência), sexo, idade, estado civil, tipo de relação conjugal, nível de escolaridade, geração de rendimentos e nível de geração de rendimentos.

4.2.1 Localização geográfica

Os locais de residência baseavam-se em duas categorias geográficas, rural e urbana. O estudo foi efectuado no distrito de Mpwapwa, com especial referência a duas divisões: Mpwapwa Urban e Kibakwe. Mpwapwa Urban é a divisão que se encontra na cidade de Mpwapwa e é por isso que se chama "Mpwapwa Urban". A divisão de Kibakwe é uma das divisões que se encontram no interior do distrito de Mpwapwa. Estima-se que existam cerca de 45 quilómetros entre a cidade de Mpwapwa e Kibakwe.

Além disso, em cada divisão, o investigador selecionou duas alas propositadamente. Por exemplo, da Divisão Urbana de Mpwapwa, o investigador selecionou a Ala Urbana de Mpwapwa e a Ala de Matomondo. A distância entre o bairro de Mpwapwa e o bairro de Matomondo é de cerca de 30 quilómetros. Na Divisão de Kibakwe, o investigador selecionou os bairros de Luhundwa e Mwana Wotta. A ala de Luhundwa situa-se no centro de Kibakwe, onde existe um centro de saúde. MwanaWotta é um bairro montanhoso. São necessários cerca de 20 quilómetros para viajar do centro de Kibakwe para a ala de Mwana Wotta. Além disso, o investigador selecionou uma aldeia de cada distrito. Ou seja, a aldeia de Mwanakianga foi selecionada do distrito urbano de Mpwapwa, a aldeia de Tambi do distrito de Matomondo, a aldeia de Ikuyu do distrito de Luhundwa e a aldeia de Mlunga do distrito de Mwana Wotta. A seleção das divisões, alas, aldeias e inquiridos foi realizada propositadamente para permitir ao investigador obter informações relevantes sobre as mulheres que sofrem de fístula obstétrica.

4.2.2 Composição por género dos inquiridos

Tabela 2: Distribuição dos inquiridos por género e aldeias (N=64)

| | GÉNERO | | | | | |
| | Masculino | | Feminino | | TOTAL | |
CATEGORIA	F	%	F	%	F	%
Mwanakianga	5	7.8	9	14.1	14	22
Tambi	6	9.4	9	14.1	15	23
Ikuyu	6	9.4	12	18.7	18	28
Mlunga	6	9.4	11	17.2	17	27
TOTAL	23	35.9	41	64.1	64	100

Fonte: Dados de campo, 2011

Este estudo tinha como objetivo obter pontos de vista, opiniões e sugestões de inquiridos de ambos os sexos sobre "O papel da divulgação de informação na resolução do problema da fístula obstétrica" nas zonas rurais, com especial referência ao distrito de Mpwapwa na região de Dodoma. Além disso, o investigador queria examinar se havia uma relação entre o género e a acessibilidade da informação. De acordo com a Tabela 2, 23 (35,9%) eram do sexo masculino, enquanto 41 (64,1%) eram do sexo feminino. Havia um grande número de mulheres inquiridas em comparação com os homens inquiridos. A razão para isso é que os sobreviventes de fístula obstétrica (OFS) eram mulheres. Entre

41 (64,1%). Os inquiridos do sexo masculino eram apenas seis em cada aldeia, exceto na aldeia de Mwanakianga, que tinha apenas cinco inquiridos do sexo masculino e uma chefe de aldeia do sexo feminino. Isto foi diferente das outras aldeias, onde todos os chefes de aldeia eram homens.

4.2.3 Idade dos inquiridos

Tabela 3: Distribuição dos inquiridos por faixa etária (N=64)

CATEGORIA	Abaixo de 20		21 a 30		31 a 40		41 a 50		51 a 60		TOTAL	
	F	%	F	%	F	%	F	%	F	%	F	%
Mwanakianga	0	0	4	6.3	5	7.8	2	3.1	3	4.7	14	22
Tambi	0	0	2	3.1	6	9.3	3	4.7	4	6.3	15	23
Ikuyu	2	3.1	5	7.8	4	6.3	3	4.7	4	6.3	18	28
Mlunga	2	3.1	1	1.6	8	12.5	3	4.7	3	4.7	17	27
TOTAL	4	6.3	12	18.8	23	35.9	11	17.2	14	21.9	64	100

Fonte: Dados de campo, 2011.

Os inquiridos incluídos neste estudo foram os que tinham menos de 20 a 60 anos. Os inquiridos com menos de 20 anos eram 4 (6,3%), de 21 a 30 eram 12 (18,8%), de 31 a 40 eram 23 (35,9%), de 41 a 50 eram 11 (17,2%) e os inquiridos de 51 a 60 eram 14 (21,9%). Este estudo incluiu variedades de inquiridos devido à natureza do estudo populacional. Era necessário conhecer a idade dos inquiridos neste estudo para ajudar a determinar se existia uma relação entre a utilização da informação e a idade.

4.2.4 Estado civil dos inquiridos

Tabela 4: Estado civil dos inquiridos (N=64)

CATEGORIA	Casado				Divorciado								Individual				TOTAL	
	Masculino		Feminino		Masculino		Feminino		Masculino		Feminino		Masculino		Feminino			
	F	%	F	%	F	%	F	%	F	%	F	%	F	%	F	%	F	%
Mwanakianga	5	7.8	6	9.4	0	0	1	1.6	0	0	2	3.1	0	0	0	0	14	22
Tambi	6	9.4	3	4.7	0	0	1	1.6	0	0	3	4.7	0	0	2	3.1	15	23
Ikuyu	6	9.4	6	9.4	0	0	1	1.6	0	0	3	4.7	0	0	2	3.1	18	28
Mlunga	6	9.4	5	7.8	0	0	3	4.7	0	0	2	3.1	0	0	1	1.6	17	27
TOTAL	23	35.9	20	31.3	0	0	6	9.4	0	0	10	15.6	0	0	5	7.8	64	100

Fonte: Dados de campo, 2011

Todos os inquiridos da comunidade rural foram questionados sobre o seu estado civil. Todos os homens inquiridos, 23 (35,9%), eram casados. 20 (31,3%) das mulheres inquiridas eram casadas, 6 (9,4%) eram divorciadas, 10 (15,6%) eram viúvas e 5 (7,8%) eram solteiras. Nenhum inquirido do sexo masculino era solteiro, divorciado ou viúvo. O objetivo desta pergunta era verificar se existia uma relação entre o estado civil dos inquiridos e a acessibilidade da informação. Através de observações, foi revelado que a acessibilidade da informação por parte das mulheres casadas era inferior à acessibilidade da informação por parte das mulheres solteiras. Além disso, esta pergunta pretendia examinar o estado civil das sobreviventes de fístula obstétrica. Através de discussões em grupo e entrevistas aprofundadas, foi revelado que todas as mulheres divorciadas 6 (9,4%) eram sobreviventes de fístula obstétrica. Entre as sobreviventes de fístula obstétrica incluídas na amostra havia 9 (14%), das quais 6 (66,7%) eram divorciadas e 3 (33,3%) eram solteiras.

4.2.5 Nível de ensino

Quadro 5: Nível de instrução dos inquiridos por aldeia e género   (N=64)

CATEGORIA	Nunca frequentaram ensino formal				Frequentou a educação o adultos				de do Primário Educação				Frequenta Frequentou o ensino secundário				TOTAL	
	Masculino		Feminino		Masculino		Feminino		Masculino		Feminino		Masculino		Feminino		F	%
	F	%	F	%	F	%	F	%	F	%	F	%	F	%	F	%	F	%
Mwanakian ga	0	0	1	1.6	0	0	2	3.1	3	4.7	6	9.4	2	3.1	0	0	14	22
Tambi	2	3.1	3	4.7	0	0	0	0	4	6.3	6	9.4	0	0	0	0	15	23
Ikuyu	1	1.6	5	7.8	1	1.6	1	1.6	3	4.7	6	9.4	1	1.6	0	0	18	28
Mlunga	3	4.7	4	6.3	0	0	0	0	3	4.7	7	10.9	0	0	0	0	17	27
TOTAL	6	9.4	13	20.3	1	1.6	3	4.7	13	20.3	25	39.1	3	4.7	0	0	64	100

Fonte: Dados de campo, 2011.

Segundo o FNUAP (2003), "o nível de instrução é um fator determinante das oportunidades e do comportamento das pessoas. Os estudos têm demonstrado consistentemente que o nível de instrução tem fortes efeitos no comportamento reprodutivo, especialmente em questões relacionadas com a saúde materna". Assim, para obter informações sobre a educação como variável socioeconómica, todos os inquiridos foram questionados sobre o seu nível de escolaridade. Os resultados para esta pergunta foram os seguintes: O número total de inquiridos foi de 64. Entre eles, havia 23 (36%) inquiridos do sexo masculino e 41 (64%) do sexo feminino. Os inquiridos que nunca frequentaram o ensino formal eram 6 (9,4%) do sexo masculino e 13 (20,3%) do sexo feminino. Houve 1 (1,6%) inquirido do sexo masculino e 3 (4,7%) do sexo feminino que frequentaram a educação de adultos. 13 (20,3%) dos inquiridos do sexo masculino e 25 (39,1%) das inquiridas do sexo feminino concluíram o ensino primário. Apenas 3 homens (4,7%) tinham o ensino secundário. Nenhuma mulher tinha o ensino secundário. Em todas as quatro aldeias, nenhum inquirido possuía o ensino pós-secundário. Os resultados da Tabela 5 revelaram que havia mais mulheres inquiridas 25 (39,1%) que tinham o ensino primário do que homens inquiridos 13 (20,3%). Isto deve-se ao facto de o número de mulheres inquiridas ser superior ao dos homens inquiridos, 23 (36%) e 41 (64%), respetivamente. Além disso, mais mulheres inquiridas não concluíram o ensino primário. Por exemplo, das 9 sobreviventes de fístula obstétrica que foram entrevistadas, apenas uma completou o ensino primário, as outras terminaram o segundo e o terceiro ciclo e a maioria estudou até ao quinto ciclo.

De um modo geral, a maioria dos inquiridos das quatro aldeias obteve o ensino primário. Seguiram-se os inquiridos que nunca frequentaram o ensino formal, depois a educação de adultos e, por último, o ensino secundário.

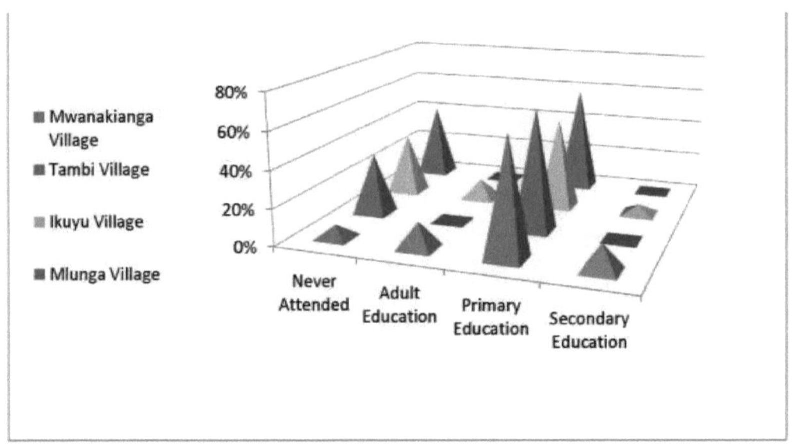

Figura 4: Níveis de instrução dos inquiridos por aldeia.

4.2.6 Fontes de geração de rendimentos

Tabela 6: Fontes de geração de rendimento dos inquiridos (N = 64)

Categoria	Pequeno agricultor						Trabalhador independente						Empregado					
	Masculino		Feminino		TOTAL		Masculino		Feminino		TOTAL		Masculino		Feminino		TOTAL	
	F	%	F	%	F	%	F	%	F	%	F	%	F	%	F	%	F	%
Mwana kianga	5	7.8	9	14.1	14	21.9	2	3.1	5	7.8	7	10.9	0	0	1	1.6	1	1.6
Tambi	6	9.4	9	14.1	15	23.4	1	1.6	5	7.8	6	9.4	1	1.6	0	0	1	1.6
Ikuyu	6	9.4	12	18.8	18	28.1	1	1.6	5	7.8	6	9.4	1	1.6	0	0	1	1.6
Mlunga	6	9.4	11	17.1	17	26.6	1	1.6	5	7.8	6	9.4	1	1.6	0	0	1	1.6
TOTAL	23	35.9	41	64.1	64	100.0	5	7.8	20	31.2	25	39.1	3	4.7	1	1.6	4	6.3

Fonte: Dados de campo, 2011.

De acordo com Wagala (2008) e a OMS (2004), na maioria das pesquisas realizadas a nível nacional e internacional sobre o problema da Fístula Obstétrica, os resultados revelaram que a maioria das mulheres e raparigas que vivem com este problema devastador provém de famílias pobres. Por esta razão, foi feita uma pergunta aos inquiridos sobre a sua fonte de rendimento. Foi-lhes perguntado se trabalhavam por conta de outrem ou por conta própria. Para os que trabalhavam por conta própria, as perguntas foram direcionadas para negócios de pequena escala, como a agricultura de pequena escala, a criação de gado e a criação de aves. As respostas a esta pergunta revelaram que todos os 64 (100%) dos inquiridos de todas as aldeias dependiam da agricultura em pequena escala, 20 (31,2%) eram trabalhadores por conta própria e 4 (6,3%) eram empregados. Os inquiridos que trabalhavam por conta de outrem eram chefes de aldeia.

A maioria dos inquiridos que trabalhavam por conta própria eram mulheres. Por exemplo, os resultados da Tabela 6 revelam que 5 (7,8%) eram homens e 20 (31,2%) eram mulheres. A razão para isso é que a maioria das parteiras tradicionais eram viúvas e, por isso, usaram as suas capacidades para ganhar algum dinheiro. Além disso, as mulheres que foram separadas ou divorciadas pelos maridos dependiam dos seus próprios esforços para gerir as suas vidas. Isto era diferente das mulheres que viviam com os seus maridos, porque as suas vidas dependiam muito dos esforços dos maridos. Além disso, a partir destas conclusões, pode revelar-se que o ambiente urbano é mais propício do que o rural. As pessoas têm diferentes oportunidades de autoemprego nas zonas urbanas do que nas zonas rurais. Para além disso, nas zonas rurais, a maioria dos residentes não tem formação em empreendedorismo. A maior parte dos habitantes das zonas rurais depende da agricultura em pequena escala, que depende da falta de fiabilidade da precipitação. Estes factores são alguns dos factores que contribuem para as razões que levam a população rural a viver na pobreza.

Devido à pobreza, a maior parte da população rural não consegue pagar os seus serviços de saúde. De acordo com o estudo efectuado pelo WDP (2003) na Tanzânia, foi revelado que algumas mulheres nem sequer podem pagar a taxa de 1.000,00 xelins tanzanianos, "ficam em casa e esperam que lhes aconteça alguma coisa, incluindo a morte".

Questão de investigação 1: Qual é o nível de sensibilização para a fístula obstétrica nas comunidades rurais do distrito de Mpwapwa, região de Dodoma, Tanzânia?

4.3 Nível de sensibilização

Quadro 7: Nível de sensibilização dos inquiridos por género (N=64)

Categoria	Masculino		Feminino		TOTAL	
	F	%	F	%	F	%
Mwanakianga	5	21.7	9	22.0	14	21.9
Tambi	6	26.1	9	22.0	15	23.4
Ikuyu	6	26.1	12	29.3	18	28.1
Mlunga	6	26.1	10	24.4	17	26.6
TOTAL	23	100.0	41	100.0	64	100.0

Fonte: Dados de campo, 2011

Para além das caraterísticas demográficas, foram feitas outras perguntas para responder às questões de investigação. Perguntou-se aos inquiridos se tinham conhecimento do problema da fístula obstétrica. Os resultados da Tabela 7 revelaram que todos os inquiridos, 64 (100%), estavam cientes deste problema em termos das suas causas. Quando se perguntou aos inquiridos se conheciam as causas deste problema, todos eles afirmaram que a principal causa da fístula obstétrica é o parto prolongado. Os inquiridos disseram que em Ikuyu e Mwanakianga a Fístula Obstétrica é chamada "Kistula" ou "Ventura". Este não é um termo traduzido na sua língua vernácula, mas o termo foi traduzido diretamente de "Fístula". Outros chamam-lhe assim devido à má pronúncia. Em Mlunga e Tambi, chamam-lhe "Chilimbe". Esta é uma língua vernácula de Fístula Obstétrica. Para uma maior verificação, foi feita a mesma pergunta a médicos e parteiras no distrito de Mpwapwa, e também a parteiras do CCBRT, e todos confirmaram que é causada por trabalho de parto prolongado/trabalho de parto difícil. Estes resultados estão correlacionados com os resultados de Hilton (2003) e Wall (2006) que revelaram que nos países em desenvolvimento cerca de 80% a 90% da Fístula Obstétrica é causada por trabalho de parto obstruído (trabalho de parto prolongado).

4.3.1 Perceção da comunidade rural sobre os factores que contribuem para a fístula obstétrica

Apesar de todos os inquiridos estarem conscientes das causas e factores que contribuem para a Fístula Obstétrica, esta varia de aldeia para aldeia. Isto é o que Harrison (1995) afirmou que "o problema da Fístula Obstétrica variava geograficamente"

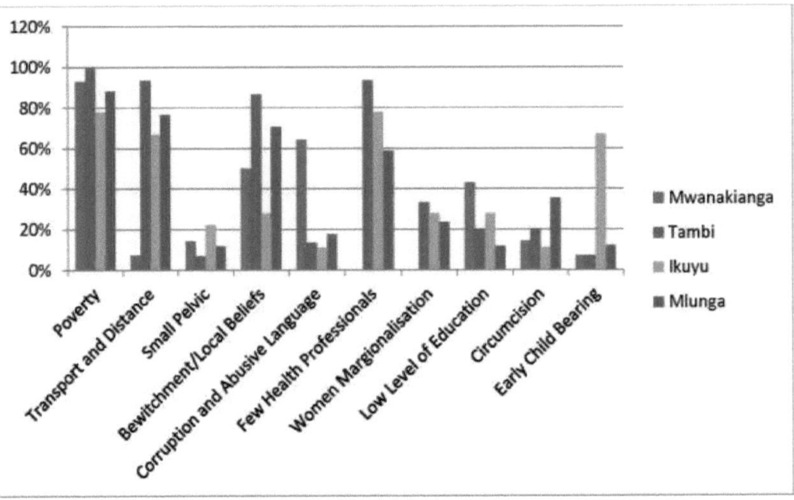

Figure 5: Factores que Contribuem para a Fístula Obstétrica no Distrito de Mpwapwa com Referência Especial a Quatro Aldeias.

Pobreza

De acordo com a Figura 5, os resultados revelaram que a pobreza foi o fator principal que contribuiu para a ocorrência de Fístula Obstétrica em todas as quatro aldeias estudadas. Por exemplo, na aldeia de Mwanakianga (93%), na aldeia de Tambi (100%), na aldeia de Ikuyu (78%) e na aldeia de Mlunga (88%), os inquiridos referiram que a pobreza era o principal fator que contribuía para a Fístula Obstétrica. As pessoas que viviam na pobreza não tinham dinheiro para pagar as despesas hospitalares e de transporte. Noeli Stevene, que era o Diretor da AFNET no Distrito de Mpwapwa, afirmou que "A Fístula Obstétrica é um problema devastador para as pessoas pobres. Pessoas pobres, que vivem com menos de 1.000,00 xelins, pessoas que estão a produzir apenas para subsistência. Algumas mulheres vão à clínica pré-natal e os profissionais de saúde dizem-lhes que têm um problema. Apesar de saberem disso, continuam a ficar em casa, esperando dar à luz em casa ou com a parteira tradicional. A razão O que está por trás disso é a falta de dinheiro". Um inquirido do distrito de Mpwapwa afirmou que "o dinheiro determina o local onde se dá à luz, porque se for para o hospital antes de entrar em trabalho de parto, significa que tem de ficar com alguém ou alugar um sítio para ficar perto do hospital, e isso custa dinheiro".

Miller (2005) sugeriu a criação de casas de espera para as mulheres que reconhecem ter problemas de gravidez. Isto é muito difícil para um país como a Tanzânia, que tem boas políticas, incluindo políticas de saúde, mas uma implementação muito deficiente. Por exemplo, na entrevista efectuada a parteiras no Hospital de Mpwapwa, elas afirmaram que "aqui há um lugar especificamente destinado a mulheres grávidas com problemas de saúde, mas elas têm de depender de si próprias para outras necessidades básicas, como comida, abrigo e sabão". Um homem de Tambi afirmou que queria que a sua mulher fosse transferida para o hospital e lá ficasse até dar à luz, porque tinha estado doente durante a gravidez. No entanto, ele não tinha dinheiro para pagar as despesas do hospital. O mesmo caso foi encontrado na aldeia de Mlunga, onde uma mulher afirmou que "mesmo que haja tratamento para este problema, eu não tenho nada. Não posso pagar o tratamento médico e as despesas de transporte. Vou continuar com a minha doença até que Deus queira". Nas discussões dos grupos de discussão que o investigador conduziu nas quatro aldeias, homens e mulheres separadamente, confirmaram que a pobreza é o principal fator que influencia a fístula obstétrica nas zonas rurais. Bangser e Mamdani (2004) afirmaram que "os encargos com os cuidados de saúde colocaram um fardo financeiro impossível sobre os agregados familiares mais pobres; muitos não conseguem aceder aos cuidados primários quando mais precisam e muitos mais não conseguem obter o encaminhamento necessário para cuidados mais especializados". De acordo com a investigação realizada pelo WDP (2003), "mais de metade dos inquiridos afirmou que o custo do tratamento é o maior problema de saúde que enfrentam".

Transporte e distância

(67%) dos inquiridos de Ikuyu, (76%) de Mlunga, (93%) de Tambi referiram que, para além da pobreza, a falta de infra-estruturas de transportes era outro fator importante (ver Figura 5). A aldeia de Mlunga é a aldeia que está situada na montanha; são necessários cerca de 76 quilómetros para chegar ao Hospital Distrital de Mpwapwa. A distância de Tambi ao Hospital Distrital de Mpwapwa é de cerca de 35 quilómetros. O hospital está fora de alcance, o que tem implicações, particularmente para as mulheres grávidas, durante os casos de encaminhamento de emergência. Devido às fracas infra-estruturas de transporte nestas áreas, os transportes públicos ou privados eram escassos e as ambulâncias eram muito escassas. Um médico do Hospital Distrital de Mpwapwa relatou que havia apenas 3 ambulâncias que não podiam servir todo o distrito, apesar do seu afastamento e da presença de infra-estruturas de transporte deficientes. Para além disso, as pessoas que viviam nestas áreas encontravam-se entre as pessoas pobres que viviam abaixo do limiar da pobreza. Os resultados deste estudo são semelhantes aos do WDP (2003), Wakabi (2008), WDP (2006) e Bangser (2007). O WDP (2003) revelou que a distância até ao hospital mais próximo podia variar entre 10 e 60 quilómetros. A falta de acesso a serviços obstétricos de emergência devido a instalações de transporte deficientes e a estradas inadequadas que ligam as aldeias às grandes cidades onde se situam as instituições de saúde que realizam cesarianas também contribui para a fístula obstétrica na maioria dos países em desenvolvimento Wakabi (2008) WDP (2006) e Bangser (2007). Também NBS (2002) relatou que "de acordo com o Inquérito aos Orçamentos Familiares de 2000/01, estima-se que quase meio milhão de famílias viviam a mais de 20 quilómetros do dispensário ou centro de saúde mais próximo".

Ter uma pélvis pequena

Ter uma pélvis pequena não foi o principal fator que contribuiu para a fístula obstétrica. Os resultados para este fator foram os seguintes: Ikuyu (22%), Mwanakianga 14%, Mlunga (35%) e Tambi (7%).

Enfeitiçamento/crenças locais

A maioria das pessoas ainda acredita em crenças locais. Por exemplo, Mlunga (71%), Tambi (87%), Mwanakianga (50%) e Ikuyu (28%) acreditavam que a Fístula Obstétrica era causada por um enfeitiçamento. Uma sobrevivente de Fístula Obstétrica da aldeia de Tambi acreditava que tinha sido enfeitiçada porque costumava fazer o parto sozinha, sem a ajuda das parteiras tradicionais. Ela acreditava que os membros da comunidade e as parteiras tradicionais a odiavam porque ela negava os presentes e outros privilégios que as parteiras tradicionais recebem por ajudarem as mulheres a dar à luz. Outra sobrevivente de fístula obstétrica de Mlunga acreditava que tinha sido enfeitiçada por causa de ciúmes. Ela disse que no ano em que ficou grávida, eles colheram muito milho e amendoim. Esta foi a razão que a levou a ter Fístula Obstétrica. Outra mulher (não afetada mas que teve um nado-morto) afirmou que não fez preparativos antes do parto porque isso poderia resultar num nado-morto. A maioria dos inquiridos de Mlunga e Tambi (homens e mulheres) durante a entrevista e nas Discussões dos Grupos Focais afirmou que não era suposto prepararem-se para o bebé de forma alguma. Uma das razões comuns expressas foi que a preparação para um bebé era contra os seus costumes e que eles queriam esperar até o bebé nascer porque não sabiam se o bebé nasceria vivo. Uma mulher afirmou que, no seu grupo ético, é um tabu fazer preparativos antes de o bebé nascer.

Corrupção e linguagem abusiva

Embora a pobreza tenha sido o principal fator que contribuiu para a Fístula Obstétrica nas quatro aldeias inquiridas, outros factores de influência variam de uma aldeia para outra (como mostra a Figura 5). A maioria dos inquiridos da aldeia de Mwanakianga (64%) afirmou que a corrupção e a linguagem abusiva eram os principais factores que contribuíam para a Fístula Obstétrica na sua aldeia. Uma vítima de Fístula Obstétrica que já estava reparada explicou amargamente que, quando foi ao hospital durante o parto, lhe disseram que ia precisar de uma transfusão de sangue. A enfermeira disse-lhe "se não pagar 15.000 Tshs, nunca receberá uma transfusão de sangue, mesmo que esteja a morrer". Outra mulher relatou que chamou as enfermeiras durante o trabalho de parto, mas elas não se importaram. Quando ela chamou as enfermeiras, elas disseram-lhe: "está sempre a ligar. Chamas-nos para que te possamos carregar às costas? Não nos incomode e vá-se embora". Infelizmente, ela perdeu o bebé. Muitos inquiridos desta aldeia, em particular mulheres, referiram que preferiam recorrer às parteiras tradicionais em vez de irem ao hospital devido à corrupção e à linguagem abusiva. Para obter mais pormenores sobre este assunto, a investigadora entrevistou parteiras e enfermeiras no Hospital de Mpwapwa. Uma das inquiridas afirmou

Algumas das mulheres grávidas são cobardes. Para além disso, há o cansaço, pois o número de doentes não está correlacionado com o número de profissionais de saúde. Além disso, apesar de estarmos a trabalhar arduamente, ainda recebemos salários baixos, não há motivação. Além disso, há falta de material de saúde, como medicamentos e luvas. Quando lhes dizemos para comprarem esses equipamentos, começam a dizer que precisam de dinheiro. Isto é corrupção. Não há instalações, não há medicamentos e quando dizemos às mulheres grávidas para comprarem essas instalações, elas começam a culpar-nos. O que é que devemos fazer?

Poucos profissionais de saúde

De acordo com a Figura 5, o problema de poucos profissionais de saúde também foi revelado como o fator que contribui para a Fístula Obstétrica nas três aldeias: Mlunga (59%), Tambi (93%) e Ikuyu (78%) (figura 5). A observação efectuada pelos investigadores confirma as explicações acima. Nestas três aldeias, cada uma delas tinha um dispensário. Apesar da presença de um dispensário em cada aldeia, havia falta de profissionais de saúde. No dispensário de cada aldeia havia apenas uma enfermeira (profissional de saúde). A maior parte dos inquiridos destas aldeias afirmaram que, tal como um dos inquiridos disse "aqui só temos uma enfermeira, por vezes ela tem de participar em várias reuniões oficiais no hospital distrital de Mpwapwa. Devido a estas circunstâncias, ela tem de fechar o dispensário. A ausência de assistentes médicos obriga-nos a fazer os partos em casa ou com as parteiras tradicionais. Por vezes, sabemos que é arriscado, mas não temos alternativa".

Marginalização das mulheres na tomada de decisões

As constatações deste estudo revelaram que a marginalização das mulheres na tomada de decisões foi outro fator que contribuiu para a Fístula Obstétrica nas zonas rurais. Por exemplo, a maioria dos inquiridos das três aldeias, ou seja, Mlunga (24%), Tambi (33%) e Ikuyu (28%) explicaram que as mulheres nas zonas rurais não tinham poder de decisão e a situação piorava quando a mulher estava em trabalho de parto. Durante a Discussão de Grupo Focal com mulheres na aldeia de Mlunga, os inquiridos afirmaram que "quando uma mulher está em trabalho de parto, a família e os amigos são os principais responsáveis pela tomada de decisões. Entre estes, o marido é o decisor mais frequente, seguido dos pais da mulher. Os sogros e os vizinhos/amigos também desempenham um papel na decisão de levar a mulher para outro local para o parto". Uma sobrevivente de fístula obstétrica em Tambi disse: "Atrasei-me a chegar ao hospital porque a minha sogra queria que eu desse à luz em casa". Noutro caso, uma sobrevivente de Fístula Obstétrica em Ikuyu disse que não informou os pais de que deveria dar à luz no hospital distrital porque tinha medo que o pai gritasse com ela. Esta situação era bastante diferente na aldeia de Mwanakianga, onde a maioria dos inquiridos afirmou que, quando uma mulher engravida, todas as questões relacionadas com a saúde e as complicações da gravidez são partilhadas entre o marido e a mulher. Durante as entrevistas aprofundadas, os inquiridos (homens e mulheres) afirmaram que no primeiro dia em que uma mãe começa a frequentar a Clínica de Cuidados Pré-Natais (ANC), é suposto ir com o marido. A razão subjacente era fazer os preparativos e estar ciente das despesas emergentes que podem ser necessárias quando uma mulher está em trabalho de parto, para receber informações relacionadas com o parto e aconselhamento dos profissionais de saúde. As mesmas descrições foram dadas por homens e mulheres da mesma aldeia durante as discussões dos grupos de discussão. Durante a entrevista com as parteiras do Hospital Distrital de Mpwapwa, elas deram as mesmas explicações.

Baixo nível de educação e falta de empenhamento

Os inquiridos (43%) de Mwanakianga, Ikuyu (28%), Mlunga (12%) e Tambi (20%) referiram que o baixo nível de educação era outro fator que contribuía para a Fístula Obstétrica. Mas era muito difícil explicar se era a questão do baixo nível de educação, ignorância ou falta de empenhamento. Uma sobrevivente de fístula obstétrica em Mlunga, durante uma entrevista aprofundada, afirmou que decidiu frequentar os CPN quando estava grávida de sete meses. Como se isso não bastasse, a sua sogra disse-lhe que a gravidez não é uma doença e que, por isso, não havia necessidade de ir à clínica. Por fim, ela acabou por ter uma fístula obstétrica e um nado-morto. O mesmo caso foi encontrado na aldeia de Tambi. Uma sobrevivente de fístula obstétrica frequentava regularmente os CPN. Os profissionais de saúde mediam-lhe o peso e a tensão arterial. Quando se apercebeu de que o parto estava atrasado, perguntou aos profissionais de saúde o que estava a causar o atraso, porque estava um mês atrasada. Quando o profissional de saúde não conseguiu explicar o motivo, a mulher decidiu que daria à luz em casa.

Outra mulher referiu que o marido não esteve em casa durante dois meses antes do parto e não lhe deixou apoio suficiente (dinheiro). A maior parte dos entrevistados durante a recolha de dados referiu que a maioria das mulheres grávidas começa normalmente num estabelecimento de saúde de nível inferior, ou começa em casa com uma parteira tradicional ou vai para o hospital demasiado tarde depois de tentar dar à luz em casa. Outra inquirida da aldeia de Mwanakianga referiu que algumas mulheres nem sequer se lembram das instruções que recebem dos CPN. Elas nem sequer são capazes de seguir e pôr em prática as instruções e o aconselhamento que recebem durante os cuidados pré-natais devido à sua ignorância. Isto não é uma sorte só das mulheres; é uma sorte tanto dos homens como das mulheres, dos maridos e das suas mulheres, o que significa que ambos não são responsáveis.

Circuncisão

De acordo com os resultados deste estudo, foi relatado que a circuncisão foi o fator que menos contribuiu para a fístula obstétrica nas quatro aldeias. Os resultados para aqueles que relataram que a circuncisão foi o fator que mais contribuiu para a fístula obstétrica foram os seguintes: da aldeia de Mlunga (35%), Tambi (20%), Mwanakianga (14%) e Ikuyu (11%).

Gravidez precoce

De acordo com a Figura 5, na aldeia de Ikuyu, (67%) dos inquiridos afirmaram que, para além da pobreza, a gravidez precoce era a principal causa da Fístula Obstétrica. Os resultados deste estudo concordam com os estudos de Miller (2005) e Holmes (2007) que confirmaram que a gravidez precoce era um dos principais factores que contribuíam para a Fístula Obstétrica nos países em desenvolvimento, incluindo a Tanzânia.

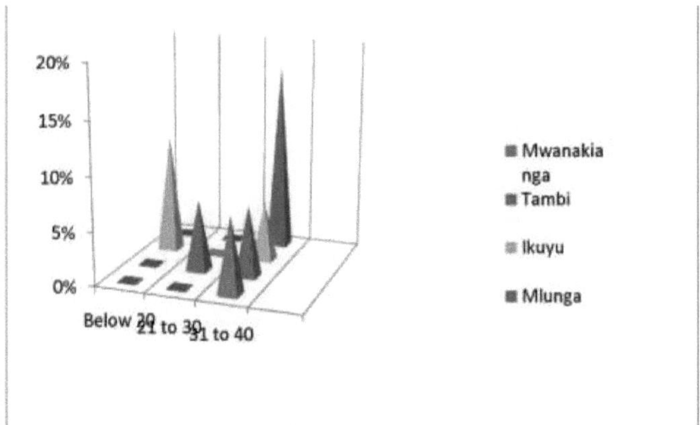

Figure 6: Idade das sobreviventes de fístula obstétrica por aldeias

De acordo com a Figura 6, é revelado que as sobreviventes de Fístula Obstétrica com menos de 20 anos de idade foram encontradas na aldeia de Ikuyu, as de 21 a 30 anos foram encontradas na aldeia de Tambi, e as de 31 a 40 anos foram encontradas em todas as quatro aldeias. Neste estudo, os inquiridos de uma aldeia (Ikuyu) referiram que, para além da pobreza, a gravidez precoce era a principal causa da fístula obstétrica. Noutras aldeias, por exemplo Mwanakianga, a principal causa, para além da pobreza, era a corrupção e a linguagem abusiva, enquanto que em Tambi a principal causa, para além da pobreza, era a fraca infraestrutura de transportes. Em Mlunga, as principais causas foram as más infra-estruturas de transportes e a circuncisão. As conclusões deste estudo são semelhantes às do estudo efectuado por Mamdani e Bangser (2004); WDP (2003, 2006 e 2008). Estes estudos revelaram que na Tanzânia a Fístula Obstétrica afecta raparigas e mulheres de todas as idades; e os factores que contribuem para a Fístula Obstétrica variam de uma área para outra.

4.3.2 Perceção dos médicos e das parteiras sobre os factores que contribuem para a fístula obstétrica

O investigador distribuiu questionários aos responsáveis clínicos e aos assistentes médicos dos dispensários, tendo também efectuado uma entrevista com auxiliares de saúde materno-infantil e enfermeiros de saúde pública, a fim de obter mais informações complementares e de verificação para este tópico.

De acordo com os médicos e parteiras do distrito de Mpwapwa, foram relatadas várias causas de fístula obstétrica e factores que a influenciam. A maior parte deles referiu que a principal causa deste problema é o trabalho de parto prolongado/obstrução do trabalho de parto. Além disso, elaboraram vários factores que influenciam a ocorrência deste problema devastador. Afirmam que muitas causas têm a ver com factores contextuais na vida das mulheres que contribuem para a Fístula Obstétrica, enquanto outras têm a ver com questões relacionadas com a saúde. O fator mais comum citado pelos médicos e parteiras foi o facto de a mulher ter sofrido um atraso no parto e/ou não ter dado à luz no hospital devido à indisponibilidade de transporte, à sua incapacidade de suportar os custos do transporte (pobreza), ao facto de viver longe do centro de saúde ou à sua falta de autonomia para tomar a decisão de ir a uma unidade de saúde.

Uma parteira da aldeia de Mlunga referiu que as mulheres não têm voz na família e que, mesmo quando estão doentes, não podem decidir ir ao hospital ou à clínica sem a autorização do marido, do sogro ou da sogra. Outros factores mencionados por estes médicos e parteiras são: gravidez precoce, pélvis pequena, crenças locais, educação inadequada sobre saúde reprodutiva, infra-estruturas de transporte deficientes e presença de poucos médicos e parteiras nas unidades de saúde, particularmente nos dispensários. Uma parteira do Hospital Distrital de Mpwapwa afirmou que a maioria das raparigas e mulheres não frequentam a clínica de cuidados pré-natais, e mesmo as que frequentam, não o fazem o mais cedo possível. Continuou afirmando que, às vezes, elas vão, mas quando chega a hora do parto, a maioria delas decide dar à luz em casa (parteiras tradicionais).

Durante a entrevista com as parteiras no Hospital Distrital de Mpwapwa, estas referiram que ter uma pélvis pequena e a circuncisão também contribuem para que a mulher tenha Fístula Obstétrica. Entre outros factores, a pélvis pequena da mulher é o principal fator que foi referido pelas parteiras tradicionais em quase todas as aldeias onde este estudo foi realizado. Uma parteira do Hospital CCBRT (o famoso hospital que fornece tratamento gratuito para a fístula obstétrica) afirmou que os principais factores que contribuem para a ocorrência de fístula obstétrica são a pobreza, as fracas infra-estruturas de transporte, a baixa escolaridade em matéria de saúde reprodutiva e as tradições e valores sociais de uma determinada sociedade.

4.3.3 Perceção da comunidade em relação às sobreviventes de fístula obstétrica
Tabela 8: Perceção dos inquiridos em relação às sobreviventes de fístula obstétrica (N=64)

CATEGORIA	Maldição/maldição		Mulher inocente		Doente		Pessoa aleijada/incapacitada		TOTAL	
Mwanakianga	F	%	F	%	F	%	F	%	F	%
	0	0	0	0	4	6.3	10	15.6	14	22
Tambi	8	12.5	0	0	0	0	7	10.9	15	23
Ikuyu	3	4.7	2	3.1	8	12.3	5	7.8	18	28
Mlunga	7	10.9	0	0	3	4.7	7	10.9	17	27
TOTAL	18	28.1	2	3.1	15	23.4	29	45.3	64	100

Fonte: Dados de campo, 2011

Os membros da comunidade rural (mulheres, homens, parteiras tradicionais, líderes de aldeia e sobreviventes de fístula obstétrica) foram questionados sobre a forma como percepcionam uma mulher que vive com este problema. As respostas a esta pergunta variaram de aldeia para aldeia. Na aldeia de Mwanakianga, 10 (15,6%) dos inquiridos consideram que uma sobrevivente de fístula obstétrica é uma pessoa deficiente, no sentido em que não pode voltar a casar e ter filhos. Na mesma aldeia, 4 (6,3%) dos inquiridos consideravam-na uma doente. Acreditavam que uma mulher com fístula obstétrica pode ser curada, mas não pode ter relações sexuais activas com o marido e, por isso, não pode ter filhos, mesmo depois de ter sido reparada. Na aldeia de Mwanakianga não houve nenhum inquirido que considerasse as sobreviventes de fístula obstétrica como uma pessoa amaldiçoada ou infeliz. Um líder de aldeia de Mwanakianga relatou que, quando era líder de aldeia numa aldeia vizinha, Kisokwe, uma mulher parecia ter este problema. O marido dela queria deixar a mulher devido a este problema. O líder da aldeia decidiu ajudar a resolver o problema e, finalmente, o marido decidiu mandar a mulher para o Hospital CCBRT para tratamento. Ela foi

reparada e devolvida ao marido. No caso da aldeia de Tambi, 8 (12,5%) dos inquiridos consideraram a sobrevivente de fístula obstétrica como uma pessoa amaldiçoada, uma mulher que tem um infortúnio. Os inquiridos acreditam que se alguém continuar a viver com uma mulher com Fístula Obstétrica, o problema será herdado pela família. As constatações na aldeia de Tambi revelaram ainda que, quando a mulher relatou isso, o marido disse-lhe: "Não posso viver com uma mulher que apodrece o meu colchão com urina". Mais tarde, a mulher relatou que o marido a deixou e deitou fora todos os seus pertences.

Uma outra mulher da mesma aldeia recordou dizendo: "Atualmente, estou divorciada depois de os meus bens terem sido deitados fora uma manhã. Deixo tudo nas mãos de Deus porque estou a sofrer e sou inútil". Outra mulher da aldeia de Mlunga foi deixada com o marido depois de ter tido fístula obstétrica. A sua sogra disse-lhe "de que é que estás à espera quando tens este problema de urina? Sai daqui e volta para os teus pais".

Na aldeia de Mlunga, 7 (10,9%) dos inquiridos consideraram uma sobrevivente de fístula obstétrica como uma mulher amaldiçoada e incapacitada. Todas as descrições acima referidas deixaram a maioria das mulheres desiludidas, sentiram-se culpadas e viveram na solidão. Os resultados deste estudo estão de acordo com os estudos de Ejembi (1994), Hinrichen (2004), Miller (2005) e WDP (2006).

4.3.4   Apoio comunitário às sobreviventes de fístula obstétrica

Tabela 9: Apoio Comunitário às Sobreviventes de Fístula Obstétrica (N=64)

Categoria	Familiares		Não familiares		Total	
Mwanakianga	F	%	F	%	F	%
	2	3.1	12	18.8	14	21.9
Tambi	14	21.9	1	1.6	15	23.4
Ikuyu	16	25.0	2	3.1	18	28.1
Mlunga	12	18.8	5	7.8	17	26.6
Total	44	68.8	20	31.2	64	100.0

Fonte: Dados de campo, 2011

Foi perguntado aos inquiridos como apoiavam as sobreviventes de fístula obstétrica. Os resultados para esta pergunta foram os seguintes: Em Mwanakianga, 14 (21,9%) dos inquiridos referiram que apoiavam as vítimas de Fístula Obstétrica aconselhando-as e dando-lhes conselhos. Na mesma aldeia, apenas 2 (3,1%) afirmaram que as sobreviventes de fístula obstétrica eram apoiadas pelos seus familiares. Nas aldeias de Tambi, Ikuyu e Mlunga, a maioria das sobreviventes de fístula obstétrica foram ajudadas pelos seus familiares. De acordo com a Tabela 9, a maioria das Vítimas de Fístula Obstétrica foram apoiadas pelos seus familiares: Tambi 14 (21.9%), Ikuyu 16 (25.0%) e Mlunga 12 (18.8%) respetivamente. Outros inquiridos, isto é, 1 (1,6%) de Tambi, 2 (3,1%) de Ikuyu e 5 (7,8%) de Mlunga relataram que as Sobreviventes de Fístula Obstétrica foram apoiadas por pessoas que não eram familiares (não familiares).

Durante uma entrevista com sobreviventes de fístula obstétrica, a maioria delas referiu que recebeu apoio positivo dos seus amigos, familiares e outros vizinhos durante o trabalho de parto e o parto. Por exemplo, a sogra de uma vítima ajudou-a fornecendo-lhe medicamentos e preparando-lhe comida durante o trabalho de parto e o parto. Nalguns casos, a mulher afirmou que o sogro e os familiares lhe deram apoio financeiro que lhe permitiu deslocar-se ao hospital. A maioria das inquiridas referiu ter recebido várias ajudas positivas. Os resultados deste estudo revelaram ainda que a maioria das mulheres, depois de terem tido fístula obstétrica, se divorciaram ou foram separadas pelos seus maridos ou sogros. Este facto obrigou as vítimas e os seus filhos a dependerem de si próprios.

A maioria das mulheres que estavam a viver com o problema da Fístula Obstétrica afirmou que os seus filhos tiveram de começar a trabalhar para as ajudar e cuidar delas. Uma mulher da aldeia de Mlunga afirmou que "Recebi ajuda dos meus filhos e os meus filhos mandavam-me dinheiro para comprar comida, açúcar e sabão". Outra mulher de Ikuyu afirmou que "Os meus filhos iam buscar água e lenha. Além disso, o meu filho mais velho tinha de vender legumes e sardinhas para poder ganhar dinheiro para tomar conta da família". Uma das filhas deste estudo afirmou que, desde que a sua mãe teve fístula obstétrica, ficou frequentemente doente. Devido à doença, a sua mãe por vezes não conseguia sair e visitar pessoas. Não podia trabalhar ou cultivar durante muito tempo, pois tinha de ir para casa descansar e lavar a roupa. Por isso, a filha enfrentava muitas dificuldades. Por vezes, era obrigada a abandonar a escola para poder ir buscar água para a mãe e realizar outras tarefas económicas e domésticas.

A maioria das raparigas com menos de 20 anos, que sofriam de fístula obstétrica, costumava ficar com os pais. Os pais de uma jovem com fístula obstétrica na aldeia de Ikuyu afirmaram que passam muito tempo no hospital à procura de tratamento para ela, mas não há alívio. Foram obrigados a vender as suas colheitas para a tratar, especialmente por causa da dívida que contraíram com os curandeiros tradicionais. O rendimento do pai foi utilizado para tratar a filha em vez de pagar as propinas escolares dos outros filhos. Relataram que uma criança teve de adiar a escola por falta de dinheiro para as propinas. A família não podia cultivar a sua quinta por causa do tempo que gastava a cuidar da filha. Além disso, estavam preocupados com ela porque acreditavam que ela não poderia casar-se porque os homens não aceitariam alguém que cheirasse a urina. Também pensavam que, depois de ter este problema, ela não poderia mais ter filhos. A filha tinha dores e feridas frequentes por causa das perdas de urina. Ela não podia trabalhar, ir à igreja e sentia-se envergonhada, pelo que não podia interagir com os amigos. Além disso, os pais sentiam-se mal porque a filha tinha abandonado a escola quando engravidou e depois teve este problema devastador. Noutro caso, uma mulher da aldeia de Tambi explicou que "fui procurar um biscate em casa de uma pessoa. Ela insultou-me, dizendo que não lhe podemos oferecer um emprego, porque cheira a urina".

4.3.5 Perceção da comunidade sobre o tratamento da fístula obstétrica

Tabela 10: Perceção da comunidade sobre o tratamento da fístula obstétrica (N=64)

CATEGORIA	SIM		NÃO		NÃO SABER		TOTAL	
Mwanakianga	F	%	F	%	F	%	F	%
	14	21.9	0	0	0	0	14	21.9
Tambi	0	0	6	9.4	9	14.1	15	23.4
Ikuyu	13	20.3	3	4.7	2	3.1	18	28.1
Mlunga	5	7.8	3	4.7	9	14.1	17	26.6
TOTAL	32	50.0	12	18.8	20	31.3	64	100.0

Fonte: Dados de campo, 2011

Perguntou-se aos membros da comunidade se a Fístula Obstétrica pode ser curada. O objetivo desta pergunta era investigar o nível de conhecimento sobre o tratamento da Fístula Obstétrica. As respostas a esta pergunta foram as seguintes: os inquiridos de Mwanakianga 14 (21,4%) afirmaram que a Fístula Obstétrica pode ser curada. A maioria dos inquiridos afirmou que conhecia mulheres que viviam com Fístula Obstétrica há muito tempo, mas que já tinham sido curadas. Para verificar os pormenores acima referidos, o investigador entrevistou duas mulheres que viviam com este problema e que já tinham recebido tratamento. Ambas receberam tratamento no Hospital do CCBRT.

De acordo com as explicações das inquiridas, elas encaram a cura do seu problema como um "milagre". Estas mulheres afirmaram que, após a reparação, podiam assistir às reuniões, efetuar as suas tarefas domésticas, tais como ir buscar água e madeira, trabalhar na agricultura e cozinhar. Uma mulher da aldeia de Mwanakianga declarou: "Eu não sabia que um dia seria como as outras mulheres porque o problema era grande." Outra mulher da mesma aldeia afirmou: "Agora posso ficar com as pessoas e comer com elas sem qualquer problema. A comunidade vê-me agora como um ser humano". Quase todos os inquiridos mencionaram que as suas relações com os membros da comunidade tinham melhorado. Quase todos os inquiridos referiram que as suas relações com os membros da comunidade tinham melhorado.

Os inquiridos de Ikuyu 13 (20,3%) afirmaram que a Fístula Obstétrica pode ser curada se as vítimas de Fístula Obstétrica tiverem informação exacta e atempada sobre o seu tratamento e se o tratamento for gratuito. Durante a Discussão do Grupo de Centragem, a maioria dos inquiridos da aldeia de Ikuyu afirmou que ouviu na rádio que a Fístula Obstétrica pode ser curada no Hospital CCBRT em Dar es Salaam; o problema era como poderiam chegar ao CCBRT. Uma mulher que vive com fístula obstétrica afirmou: "Não tenho dinheiro para viajar até ao Hospital CCBRT; por outro lado, não sabia como chegar ao CCBRT; pior ainda, não tenho nenhum familiar em Dar es Salaam que me possa apoiar durante o tratamento no Hospital CCBRT."

A maioria dos inquiridos de Mlunga 9(14.1%) e Tambi 9(14.1%) acredita que a Fístula Obstétrica não pode ser curada. Isto deve-se ao facto de não terem informação sobre a disponibilidade de tratamento. Uma mulher da aldeia de Mlunga disse: "A minha família teve dificuldades em conseguir tratamento para mim. Levaram-me a curandeiros tradicionais. Gastaram muito dinheiro, mas a fuga de sangue não parou". Outra mulher da mesma aldeia expressou o seu desejo de receber tratamento, mas não conseguiu encontrar serviços. Ela afirmou: "Eu realmente queria receber tratamento para meu problema de urina, mas não sabia aonde ir. Até fui ao hospital distrital mas não fui tratada. Desperdicei o meu dinheiro e estava cansada".

Uma mulher que vive com Fístula Obstétrica na aldeia de Tambi declarou o seguinte: "O meu pai sacrificou uma quantidade significativa de tempo e dinheiro para tentar obter tratamento. Fomos aos curandeiros tradicionais, mas eu não melhorei, e depois decidimos ir ao hospital distrital, onde nos disseram para irmos ao hospital regional. Quando chegámos ao hospital regional, o médico disse-nos que eu não tinha sangue suficiente. Quando chegámos ao hospital regional, o médico disse-nos que eu não tinha sangue suficiente e mandou-nos de volta para casa para que eu pudesse comer bem e aumentar a minha contagem de hemoglobina". Outra mulher da aldeia de Tambi recorda a sua incapacidade de receber um tratamento bem sucedido. Afirmou que foi submetida a uma reparação de fístula, tendo permanecido no Hospital CCBRT durante 21 dias. A reparação não foi bem sucedida. Foi submetida a uma segunda reparação, mas mais uma vez não foi bem sucedida. Regressou a casa e o problema não foi resolvido.

4.3.6 Perceção dos médicos e das parteiras sobre o tratamento da fístula obstétrica

De acordo com os questionários distribuídos aos médicos e às parteiras no CCBRT, revelou-se que a Fístula Obstétrica está curada. O quadro seguinte mostra os hospitais que prestam tratamento à fístula obstétrica.

Tabela 11: Distribuição dos Hospitais (por Região) que possuem Cirurgiões Internos para Cirurgia/tratamento da fístula obstétrica

ARUSHA-SELIAN LUTHERAN	DAR ES SALAAM-CCBRT	LINDI VIJIJINI-NYANGAO
Moshi-KCMC	Missão Ndanda-Ndanda	Songea-Peramiho
Mtwara-Mbesa Misheni	Nzega - Nkinga	
Mwanza-Bugando	Rukwa- Sumbawanga	

Fonte: Dados de campo, 2011

Tabela12: Distribuição de hospitais (por região) que utilizam cirurgiões visitantes para cirurgia/tratamento de fístula obstétrica

Dar es Salaam- Muhimbili	Kigoma-Heri Adventisit, Missão de Kabanga, Kibondo e Matyazo	Mara-Shirati
Dodoma- Mvumi	Pwani -Mchukwi	Mbeya-Mbozi Missão
Iringa-Consolata Ikonda	Tabora-Ndala	Morogoro- Lugala Luterana e Turiani
Kagera- Biharamlo, Isingiro, Nyakahanga e Rubya	Tanga- Muheza	Mwanza-Sumve

Fonte: Dados de campo, 2011

Nota: Os cirurgiões internos mostrados na Tabela 11 são especialistas em fístula obstétrica no país. O tratamento nestes hospitais é efectuado gradualmente. Os tratamentos prestados por hospitais que utilizam Cirurgiões Visitantes (Especialistas de fora da Tanzânia), apresentados na Tabela 12, são prestados num período específico.

No caso das mulheres que já tinham sido reparadas, declararam que "estas mulheres são obrigadas a seguir as instruções dos cirurgiões, tais como não ter relações sexuais antes de seis a nove meses a contar do dia da reparação. As mulheres reparadas precisam de tempo para descansar, para evitar realizar tarefas pesadas, pelo menos durante seis meses". Além disso, informaram que "uma mulher reparada que tenha sido curada com sucesso pode voltar a casar e ter um filho através de cesariana".

Médicos e parteiras de Mpwapwa

O Hospital Distrital e o Hospital CCBRT afirmaram que "o tratamento da fístula obstétrica é muito dispendioso. Varia entre Tshs. 3000, 000 a 8000,000. Uma pessoa que viva com menos de 1000 Tshs não pode pagar o tratamento e é por isso que, em 2005, o CCBRT abriu uma enfermaria de Fístula Obstétrica para garantir que o grupo social vulnerável receba este tratamento gratuitamente. O CCBRT é o único hospital na Tanzânia que oferece tratamento gratuito para a fístula obstétrica". Uma parteira do CCBRT informou que "para as mulheres afectadas pela fístula obstétrica, tudo é gratuito, o que significa que o tratamento, a alimentação, o alojamento e o transporte das suas aldeias até ao hospital do CCBRT são gratuitos. Segue-se um exemplo de informação do CCBRT sobre o tratamento da fístula obstétrica.

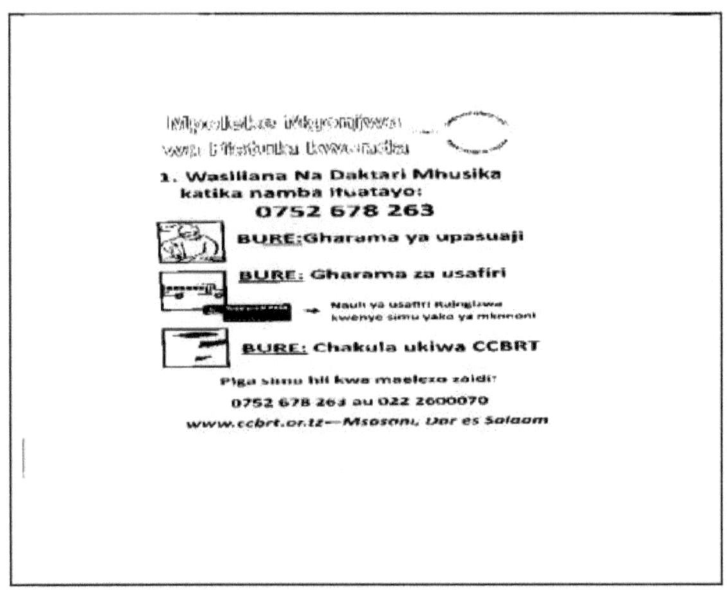

Figura 6: Informação do Hospital CCBRT sobre o tratamento da fístula obstétrica
Fonte: Dados de campo, 2011

Estes especialistas de saúde do Hospital CCBRT acrescentaram explicando que, "em cada distrito temos membros da comunidade (aldeões) que actuam como nossos embaixadores. Depois de identificarem que na sua aldeia há mulheres que vivem com fístula obstétrica, enviamos crédito para o transporte dessas mulheres através do Vodafone M-PESA, enviamos 5.000 xelins por cada embaixador que ajude a identificar essa mulher. Isto é usado como motivação; um embaixador recebe 5.000 xelins por identificar uma paciente com Fístula Obstétrica". Apesar destas explicações e do bom empenho, esta informação não estava disponível para a maioria das pessoas no distrito de Mpwapwa.

4.3.7 Percepções da comunidade sobre a prevenção da fístula obstétrica

Tabela 13: Percepções da Comunidade sobre a Prevenção da Fístula Obstétrica (N=64)

CATEGORIA	SIM		NÃO		NÃO SABER		TOTAL	
	F	%	F	%	F	%	F	%
Mwanakianga	9	14.1	3	4.7	2	3.1	14	21.9
Tambi	4	6.3	2	3.1	9	14.1	15	23.4
Ikuyu	10	15.6	6	9.4	2	3.1	18	28.1
Mlunga	2	3.1	5	7.8	10	15.6	17	26.6
TOTAL	25	39.1	16	25.0	23	35.9	64	100.0

Fonte: FieldData, 2011

O investigador perguntou aos inquiridos se a Fístula Obstétrica pode ser evitada. 9 (14,1%) dos inquiridos de Mwanakianga e 10 (15,6%) de Ikuyu acreditam que a fístula obstétrica pode ser evitada se o número de profissionais de saúde, em particular médicos e enfermeiros, for aumentado, se as infra-estruturas de transporte forem melhoradas, se houver médicos e parteiras qualificados e empenhados, se forem prestados serviços gratuitos às mulheres grávidas, se houver ambulâncias e se for ministrada educação comunitária. Por outro lado, os inquiridos de Ikuyu 6 (9,4%), Mlunga 5 (7,8%), Tambi 2 (3,1%) e Mwanakianga 3 (4,7%) argumentaram que "a fístula obstétrica não pode ser evitada". Uma mulher de Tambi afirmou que "Não é fácil prevenir este problema porque não se pode escapar a ser enfeitiçada; a maioria vem depois de ser enfeitiçada por ser ciumenta". Outros homens de Ikuyu e Tambi afirmaram que este problema não pode ser evitado devido à pobreza, às fracas infra-estruturas de transporte e à falta de profissionais de saúde. Os inquiridos de Mwanakianga afirmaram que a fístula obstétrica não pode ser evitada devido ao facto de haver profissionais de saúde descomprometidos que costumam subornar as mulheres grávidas. Também foi elaborado pela maioria das mulheres durante as Discussões dos Grupos Focais que a Fístula Obstétrica não pode ser prevenida devido à marginalização das mulheres na tomada de decisões. Além disso, a maioria dos inquiridos de Tambi 9 (14,1%) e Mlunga 10 (15,6%) não sabia se a Fístula Obstétrica pode ser prevenida ou não.

Questão de investigação 2: Que canais de comunicação são utilizados para divulgar Informação sobre a fístula obstétrica nas zonas rurais da Tanzânia?
4.4 Canal que utilizam para obter informações sobre fístula obstétrica
Tabela 14: Utilização dos canais de comunicação em quatro aldeias

	Rádio						Televisão						Familiares						Jornais					
	Aa	A	F	O	Ra	Ne	Aa	A	F	O	Ra	Ne	Aa	A	F	O	Ra	Ne	Aa	A	F	O	Ra	Ne
Mwanakianga	0	0	3	2	5	4	0	0	0	1	3	10	0	2	5	7	0	0	0	0	0	1	2	11
Tambi	0	0	0	0	2	13	0	0	0	0	0	15	0	6	9	0	0	0	0	0	0	0	0	15
Ikuyu	0	0	0	0	-II. 7	TI	0	0	0	0	0	18	2	8	2	5	1	0	0	0	0	0	0	18
Mlunga	0	0	0	0	2	15	0	0	0	0	0	17	1	5	8	2	1	0	0	0	0	0	0	17
TOTAL	0	0	3	2	16	43	0	0	0	1	3	60	3	21	24	14	2	0	0	0	0	1	2	61

Fonte: Dados de campo, 2011.
Nota: Aa= Quase sempreO=   Ocasionalmente
Ra=RaramenteA   =Sempre
Ne=NuncaF=   Frequentemente

O investigador deste estudo questionou os inquiridos sobre os canais que utilizavam para obter informações sobre a fístula obstétrica e os resultados foram os seguintes: No que diz respeito à utilização de rádios, 3 inquiridos utilizaram o canal frequentemente, 2 inquiridos ocasionalmente, 16 inquiridos raramente e 43 inquiridos nunca receberam informações através da rádio. Os resultados sobre a utilização de uma televisão foram os seguintes: 3 inquiridos utilizaram-na raramente, 1 inquirido ocasionalmente e 60 inquiridos nunca ouviram informações sobre fístula obstétrica através da televisão. 3 inquiridos receberam informações sobre Fístula Obstétrica através de familiares quase sempre, 2 sempre, 24 frequentemente, 14 ocasionalmente e 2 raramente. Não houve nenhum inquirido que nunca tenha recebido informações sobre fístula obstétrica através de familiares. Os resultados também revelaram que 1 inquirido recebeu informações sobre fístula obstétrica através do jornal ocasionalmente, 2 raramente e 61 nunca receberam informações sobre fístula obstétrica através dos jornais.

De um modo geral, os resultados deste estudo revelaram que o principal canal de comunicação, que foi muito comum, foi o canal de comunicação cara a cara. Isto significa que 64 inquiridos obtiveram informações sobre a fístula obstétrica através de familiares, amigos e vizinhos. A este canal de comunicação seguiu-se a rádio, na qual 19 inquiridos receberam informações sobre fístula obstétrica através da rádio. 4 inquiridos receberam informações sobre Fístula Obstétrica através da televisão e 3 através dos jornais. A maior parte dos inquiridos que afirmaram ter recebido informações sobre a Fístula Obstétrica através da rádio, da televisão e dos jornais eram da aldeia de Mwanakianga, situada na zona urbana de Mpwapwa (centro de Mpwapwa). O investigador perguntou às mulheres da aldeia de Mwanakianga como é que obtiveram informações sobre o tratamento da Fístula Obstétrica. Elas afirmaram que ouviram essa informação na rádio. Para além disso, a AFNET ajudou-as a chegar ao

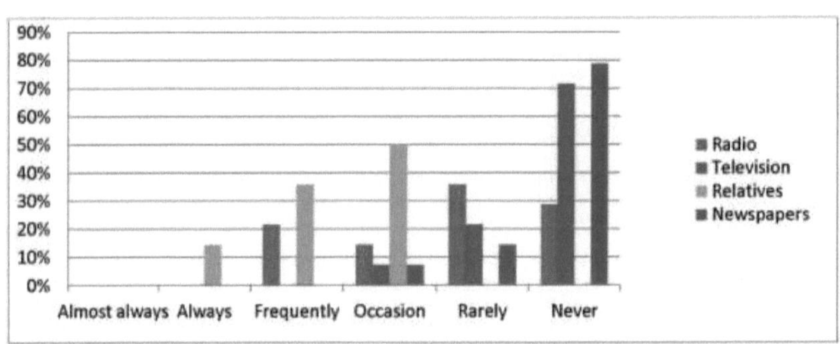

Hospital CCBRT.

Figura7: Canais utilizados para a comunicação na aldeia de Mwanakianga

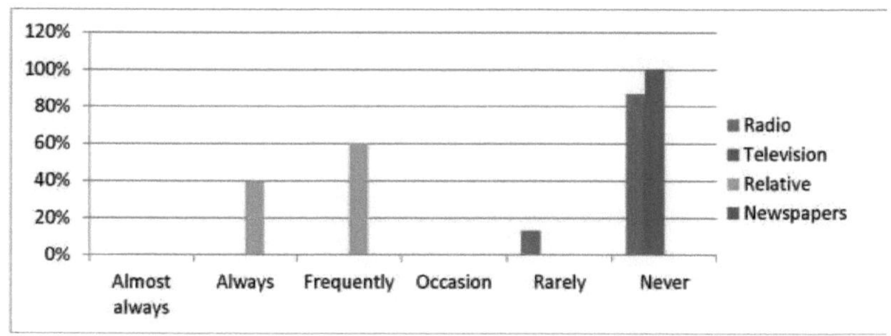

Figura 8: Canais utilizados para a comunicação na aldeia de Tambi

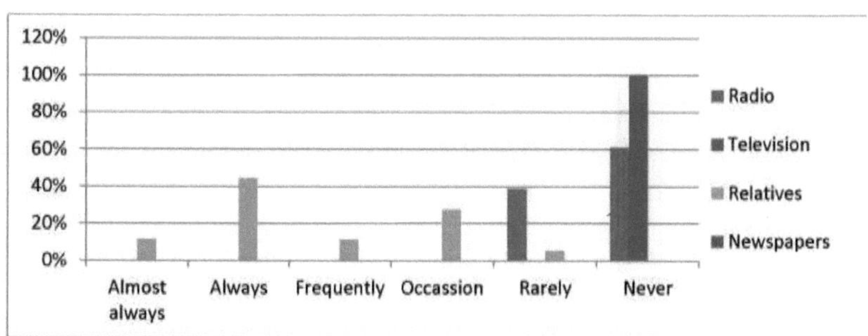

Figura 9: Canais utilizados para a comunicação na aldeia de Ikuyu

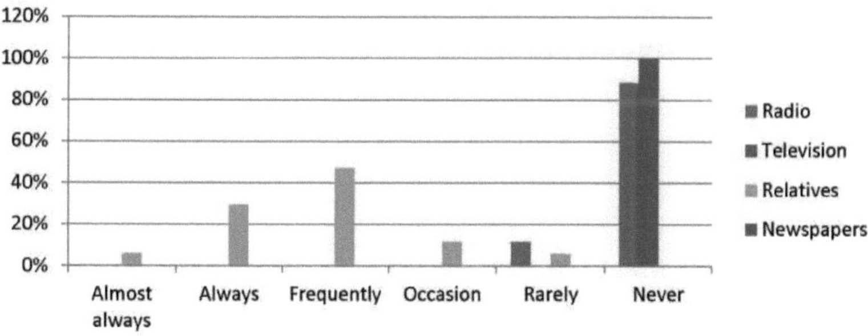

Figura 10: Canais utilizados para a comunicação na aldeia de Mlunga

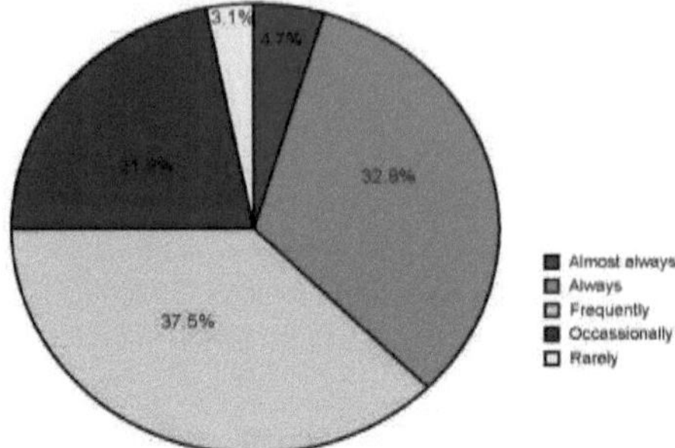

Figure 11: **Acessibilidade da informação sobre fístula obstétrica através de familiares em quatro aldeias [Mwanakianga, Tambi, Ikuyu e Mlunga].**

De acordo com a Figura 11, a maioria dos inquiridos (37,5%) de todas as aldeias inquiridas acedeu frequentemente à informação sobre Fístula Obstétrica através do canal de comunicação com familiares (cara a cara). Seguiram-se (32,8%) inquiridos que acediam sempre à informação sobre Fístula Obstétrica através do mesmo canal. 21,9% dos inquiridos acederam a informação sobre Fístula Obstétrica através de familiares ocasionalmente. Os que acederam à informação sobre fístula obstétrica raramente e quase sempre foram muito poucos, 4,7% e 3,1%, respetivamente.

No entanto, a maioria dos inquiridos (67,2%) nunca recebeu informações sobre Fístula Obstétrica através da rádio. Muito poucos inquiridos (25,0%), (4,7%) e (3,1%) ouviram informações sobre Fístula Obstétrica através da rádio raramente, frequentemente e ocasionalmente, respetivamente.

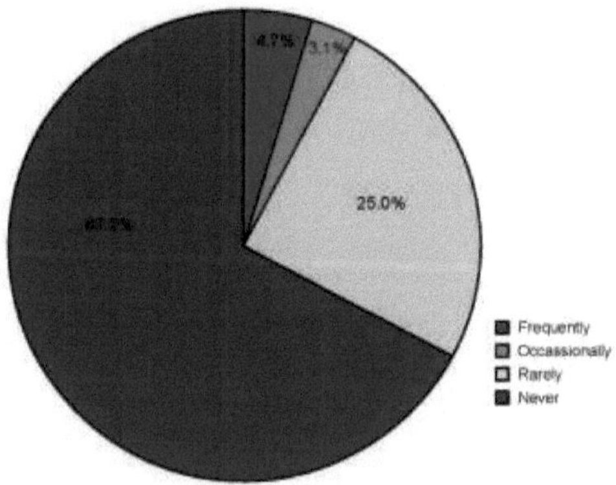

Figure 12: **Acessibilidade da informação sobre fístula obstétrica através de rádios em quatro aldeias [Mwanakianga, Tambi, Ikuyu e Mlunga].**

Para uma maior verificação, o investigador decidiu distribuir questionários a instituições como a WDP e a AFNET, que são utilizadas para gerar e disseminar informação sobre a Fístula Obstétrica. Afirmaram que divulgavam informações sobre a Fístula Obstétrica através de rádios, seminários e workshops, folhetos, enfermeiros, médicos e outros profissionais de saúde, familiares, amigos e vizinhos, cartazes, jornais e programas de formação. Foi feita a mesma pergunta aos médicos e às parteiras. De acordo com eles, afirmaram que a informação sobre a fístula obstétrica era divulgada através de cartazes, folhetos, rádios, televisão, jornais, espectáculos de teatro, reuniões comunitárias e clínicas de cuidados pré-natais, mas a rádio era o principal canal de comunicação que utilizavam para divulgar a informação sobre a fístula obstétrica.

No caso de outros canais de comunicação que foram reportados pela maioria dos geradores e disseminadores de Informação sobre Fístula Obstétrica através de observação, o investigador não viu cartazes ou folhetos nas paredes dos dispensários. No Hospital Distrital de Mpwapwa, não havia folhetos ou cartazes contendo informações sobre a Fístula Obstétrica. Muitos dos cartazes encontrados no Hospital Distrital de Mpwapwa continham informações sobre o VIH/SIDA, tais como 'Ukimpenda utamlinda', que significa 'Se a amas, protegê-la-ás'; 'Tanzânia bila ukimwi inawezekana nenda kapime', que significa (Tanzânia sem SIDA é possível, faça a análise ao sangue). Havia também cartazes com informações sobre a malária. A clínica de cuidados pré-natais e a AFNET

O escritório do distrito de Mpwapwa foi o único local onde o pesquisador encontrou brochuras com informações sobre a Fístula Obstétrica. De acordo com o WDP (2003) e (2008) e Bangster (2005) a rádio foi o principal canal de comunicação usado para disseminar informação sobre a Fístula Obstétrica. O investigador fez a pergunta para saber o número de pessoas que possuíam rádios. A Tabela 15 é auto-explicativa.

Tabela 15: Número de inquiridos que utilizaram rádios

Nome da aldeia	Inquiridos que tinham rádios		Inquiridos que não tinham rádios		TOTAL	
	F	%	F	%	F	%
Mwanakianga	6	9.4	8	12.5	14	21.9
Tambi	3	4.7	12	18.8	15	23.4
Ikuyu	3	4.7	15	23.4	18	28.1
Mlunga	5	7.8	12	18.8	17	26.6
TOTAL	17	26.6	47	73.4	64	100

Fonte: Dados de campo, 2011

De acordo com o Quadro 15, 17 (26,6%) dos inquiridos tinham rádios, enquanto 47 (73,4%) não tinham rádios.

Questão de investigação 3: Que métodos são utilizados pelas sobreviventes de fístula obstétrica em

Aquisição de informações sobre o tratamento e a prevenção da fístula obstétrica em

Zonas rurais na Tanzânia?

12.5 Métodos utilizados pelas sobreviventes de fístula obstétrica na obtenção de informações sobre a

Tratamento e prevenção da fístula obstétrica nas zonas rurais da Tanzânia

Perguntou-se aos inquiridos quais os métodos que utilizavam para obter informações sobre o tratamento e a prevenção da Fístula Obstétrica. Cerca de 11 dos 14 inquiridos da Aldeia de Mwanakianga informaram que consultaram profissionais de saúde no Hospital Distrital de Mpwapwa. Foi a partir daí que foram encaminhadas para a AFNET, através da colaboração entre a AFNET e o Hospital CCBRT; foram transferidas para o CCBRT para serem operadas à fístula obstétrica. Isto foi diferente do que aconteceu nas outras três aldeias. Através de entrevistas e discussões de grupos de discussão que foram realizadas com as comunidades rurais no distrito de Mpwapwa, a maioria dos inquiridos das três aldeias afirmou que não havia nenhum lugar ou pessoas para consultar depois de uma mulher sofrer de fístula obstétrica. Assim sendo, a maioria das vítimas decidiu ficar em casa e outras consultaram curandeiros tradicionais. Isto implica que os inquiridos não tinham conhecimento dos métodos que podiam utilizar para obter informações sobre o tratamento

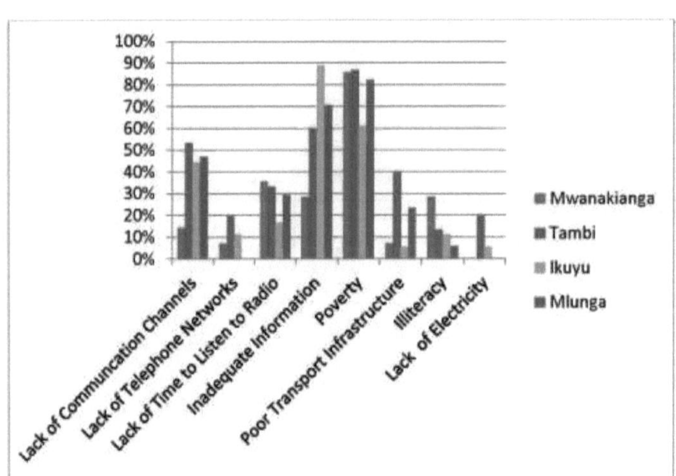

e a prevenção da Fístula Obstétrica.

Questão de investigação 4: Quais são os desafios que a comunidade rural enfrenta no acesso a Informações sobre a fístula obstétrica na Tanzânia?

12.6 Desafios enfrentados pela comunidade rural no acesso à informação sobre fístula obstétrica

Figure 13: Desafios enfrentados pela comunidade rural de Mpwapwa no acesso à informação sobre fístula obstétrica

O investigador questionou os inquiridos sobre os desafios que enfrentavam no acesso à informação sobre a Fístula Obstétrica. Embora a maioria dos inquiridos tenha relatado diferentes desafios, como a pobreza, a falta de eletricidade, a falta de largura de banda da rede, o analfabetismo, a informação inadequada e a falta de tempo para ouvir rádios, a pobreza e a informação inadequada foram reveladas como os principais desafios enfrentados pela comunidade rural no Distrito de Mpwapwa no acesso à informação sobre a Fístula Obstétrica. Por exemplo, de Mwanakianga 83%, Tambi 84%, Mlunga 81% e Ikuyu 60% dos inquiridos relataram que a pobreza era o maior desafio que enfrentavam no acesso à informação sobre a Fístula Obstétrica. Afirmaram que não tinham dinheiro para comprar rádios ou televisões. A informação inadequada foi outro desafio enfrentado pela maioria da comunidade rural, especificamente de Tambi, Mlunga e Ikuyu. 89% dos inquiridos de Ikuyu, 70% de Mlunga e 60% de Tambi referiram que o problema da informação inadequada os levou a não ter acesso a informação sobre Fístula Obstétrica. A maioria dos inquiridos afirmou que os anúncios de rádio não explicavam em pormenor como se pode chegar ao Hospital CCBRT. Os inquiridos da aldeia de Ikuyu referiram que os anúncios de rádio relativos ao tratamento da fístula obstétrica não eram bem explicados. Um inquirido da aldeia de Ikuyu afirma que "ouvimos dizer que o tratamento da fístula obstétrica é oferecido no Hospital CCBRT e é gratuito, mas não explicam bem como se pode chegar ao local. Além disso, eles fornecem números de telefone como endereços de contacto, mas na nossa aldeia há falta de largura de banda de rede."

Outros inquiridos afirmaram que a falta de eletricidade era um obstáculo para não terem acesso a informação sobre Fístula Obstétrica. Os inquiridos de Tambi relataram que na sua aldeia havia apenas uma pessoa que possuía uma televisão. Devido à falta de eletricidade, ele usava um gerador, pelo que, para alguém ver as notícias ou qualquer programa, tinha de pagar 200 xelins. O mesmo caso foi encontrado na aldeia de Ikuyu.

Outro desafio que foi referido pela maioria das mulheres inquiridas foi a falta de tempo para ouvir rádio. Durante as entrevistas individuais e as discussões dos grupos de discussão, a maioria das mulheres referiu que não tinha tempo para ouvir rádio, uma vez que, de manhã à noite, estava ocupada com a agricultura, com as tarefas domésticas e com outras actividades económicas. Uma mulher da aldeia de Ikuyu afirmou

Temos muitas actividades sociais e económicas; não temos tempo para ouvir rádio. Por vezes, os nossos maridos ouvem informações, mas ficam relutantes em informar-nos, porque sabem que, se nos informarem, nós tomaremos medidas e deixá-los-emos com o fardo de cuidar da família.

Um inquirido do WDP afirmou que "nas zonas rurais, as mulheres não têm direito a possuir propriedades, nem mesmo rádios. O proprietário de tais propriedades é o marido".

Outro desafio com que os inquiridos se confrontaram foi o facto de receberem informações desactualizadas. Um inquirido do Hospital CCBRT afirmou que "a maior parte das reparações é feita através de visitas

cirurgiões". Normalmente, as pessoas que vivem em zonas rurais, especialmente em aldeias remotas, recebem informações desactualizadas. Esta situação deve-se à localização geográfica. A maior parte das aldeias remotas não tem acesso às listas de tratamentos dos cirurgiões visitantes. Segue-se o calendário de tratamentos de 2010, fornecido pelo Hospital CCBRT.

-	-	15-18 CCBRT 9-12 Musoma 1-4 Rubya	-	17-20 Ifakara 18-21 Lindi	-

JULAI	AGOSTI	SEPTEMBA	OKTOBA	NOVEMBA / DESEMBA
26-29 Lugala	23-26 Isingiro	27-30 Biharamulo	18-21 Mchukwi	29 Nov - 2 Dec Rubya

Figure 14: Horário de tratamento das vítimas de fístula obstétrica no Hospital CCBRT Fonte: Dados de campo, 2010

Isto foi confirmado pelo investigador quando estava a recolher dados. Através de observações, em todas as quatro aldeias inquiridas, não havia planos de tratamento para as vítimas de fístula obstétrica.

Questão de investigação 5: Que estratégias podem ser utilizadas para divulgar a informação?

Amplamente utilizado para erradicar a fístula obstétrica nas zonas rurais da Tanzânia?

4.7 Estratégias que podem ser usadas para disseminar amplamente a informação para uso na erradicação da fístula obstétrica em áreas rurais na Tanzânia

A comunidade rural recomendou diferentes estratégias nas quatro aldeias inquiridas. Estas estratégias variaram de aldeia para aldeia de acordo com a sua localização geográfica, nível de educação, crenças culturais e sistemas sociais. Por exemplo, na aldeia de Mwanakianga (77%) dos inquiridos sugeriram canais de comunicação impressos a serem usados para disseminar informação sobre a Fístula Obstétrica nas zonas rurais de Mpwapwa. Estes incluíam cartazes, brochuras, folhetos e jornais. 84% dos inquiridos de Mwanakianga e 78% de Tambi sugeriram que o ANC fosse usado para disseminar informação sobre a Fístula Obstétrica nas zonas rurais. 48% dos inquiridos da aldeia de Mwanakianga sugeriram a utilização de anúncios na rádio como método de divulgação de informação. A utilização da metodologia de representação teatral foi sugerida pelos inquiridos das aldeias de Mlunga (61%), Tambi (50%) e Ikuyu (48%). De um modo geral, a disseminação de informação sobre a fístula obstétrica através da educação sobre a fístula obstétrica nas clínicas pré-natais foi uma das ordens de trabalhos durante as reuniões públicas realizadas nas quatro aldeias inquiridas. Os inquiridos das aldeias de Mlunga, Ikuyu e Tambi, que se situavam longe das zonas urbanas do distrito de Mpwapwa, sugeriram o envolvimento dos líderes das aldeias nas reuniões de saúde das aldeias ou dos bairros e a utilização de espectáculos de teatro.

Geradores e Difusores de Informação

Dada a natureza das comunidades nas áreas de estudo, os Geradores e Disseminadores de Informação recomendaram que todas as instituições e indivíduos que estão a lidar com a geração e disseminação de informação sobre o tratamento e prevenção da Fístula Obstétrica devem explorar canais de comunicação que possam ser económicos e acessíveis aos membros da comunidade rural. Os resultados deste estudo revelaram que a maioria dos inquiridos [40 (62,5%)] sugeriu que a informação sobre o tratamento e a prevenção da fístula obstétrica deveria ser divulgada através da Clínica de Cuidados Antenais. O segundo método recomendado pelos inquiridos foi o método de Divulgação. Cerca de 39 (60%) dos inquiridos sugeriram que os geradores e divulgadores de informação deveriam disseminar informação sobre a fístula obstétrica através de meios presenciais, ou seja, visitando os membros da comunidade rural, especialmente aqueles que foram afectados por este problema. A representação teatral foi o terceiro método recomendado pelos inquiridos para a divulgação de informações sobre a Fístula Obstétrica nas zonas rurais. Cerca de 28 (43,8%) dos inquiridos referiram que a representação teatral era um bom meio de divulgação de informações sobre a fístula obstétrica nas zonas rurais. A Clínica de Cuidados Antenais, o método de sensibilização e os espectáculos de teatro, que foram sugeridos pelos inquiridos, eram meios de comunicação participativos e próximos da população rural porque tinham poucos requisitos literários, eram de baixo custo e as mensagens podiam ser transmitidas em vernáculo para satisfazer as suas necessidades. Seguiram-se 18 (28%) dos inquiridos que acreditavam que o envolvimento dos líderes das aldeias em questões de saúde poderia ajudar a comunidade rural a aceder facilmente à informação sobre a fístula obstétrica. De acordo com eles, argumentaram que o Presidente da Aldeia era a pessoa que estava perto da comunidade. A rádio é o quinto canal de comunicação, sendo que cerca de 11 (17%) dos inquiridos acreditam que as rádios podem divulgar informações facilmente e a baixo custo. 11 inquiridos acreditam que as rádios podem divulgar informações facilmente a grandes audiências com baixo custo. Por último, seis (6) inquiridos recomendaram que as vítimas de fístula obstétrica recorressem a mulheres que já tivessem sido reparadas. Os inquiridos também recomendaram que os geradores e divulgadores de informação deveriam ter em conta a localização geográfica das vítimas. Embora a maioria dos inquiridos preferisse uma clínica de cuidados pré-natais, recomendaram que os geradores e divulgadores de informação tivessem em consideração que a aceitação de um determinado método ou canal difere de uma aldeia para outra e de uma divisão ou bairro para outro. Por exemplo, 13 inquiridos da Aldeia de Mwanakianga e 12 da Aldeia de Tambi preferiam que a informação sobre a

Fístula Obstétrica fosse divulgada através da clínica de cuidados pré-natais, em Ikuyu (16) os inquiridos e em Mlunga (14) preferiam os métodos de proximidade. Para além disso, deve ter-se em consideração a conveniência do tempo de antena do programa de rádio.

CAPÍTULO CINCO
RESUMO, CONCLUSÕES E RECOMENDAÇÕES

5.1 Introdução

Este estudo examinou o papel da disseminação de informação na abordagem da Fístula Obstétrica nas Áreas Rurais da Tanzânia, com referência específica ao Distrito de Mpwapwa. O capítulo apresenta um resumo dos principais resultados, tal como foram apresentados no capítulo quatro, com base nos objectivos e nas questões de investigação do estudo. As conclusões foram retiradas dos resultados do estudo e das recomendações feitas pelo investigador e pelos inquiridos sobre as medidas a tomar pelas várias partes interessadas para retificar esta situação. As conclusões e recomendações foram tiradas com base nos resultados apresentados e discutidos no quarto capítulo.

5.2 Resumo

O principal problema subjacente a este estudo foi o facto de que, apesar dos esforços que são feitos por diferentes geradores e divulgadores de informação em colaboração com os prestadores de cuidados de saúde para garantir que as mulheres que vivem com Fístula Obstétrica, particularmente nas zonas rurais, recebem tratamento, essas mulheres continuam a viver com o problema. Uma possível explicação para este estado de coisas pode estar no tipo de métodos usados na disseminação desta informação. A literatura e os resultados do estudo confirmaram o facto de que a informação é muito importante no tratamento e prevenção da Fístula Obstétrica na Tanzânia. Também se provou que, para ser significativa, a informação tem de ser eficazmente divulgada de uma forma interactiva, com mecanismos de feedback eficientes.

Atualmente, os meios de comunicação social na Tanzânia são afectados por problemas que limitam a sua acessibilidade à maioria da população rural. Os meios de comunicação impressos, por exemplo, enfrentam problemas de língua, alfabetização, padrões de comunicação, baixa escolaridade, relações socioeconómicas e de poder distorcidas, incapacidade de manter os interesses dos leitores e poder de persuasão limitado. Estes problemas são mais acentuados na Tanzânia devido a um sector editorial subdesenvolvido que se revelou depender fortemente de apoio externo para a sua sustentabilidade, limitando assim a sua capacidade e interesse em satisfazer os interesses locais [Chachage e Mvungi, (2001)]. Os meios de comunicação audiovisuais, incluindo a rádio e a televisão, também colocam o problema da acessibilidade limitada ao público rural. Os novos meios de comunicação social ainda estão fora do alcance da maioria da população rural e, se não forem tratados coletivamente, podem servir para alargar o fosso entre as diferentes classes a nível rural e podem mesmo marginalizar ainda mais o segmento pobre da sociedade. As artes do espetáculo e outros canais de comunicação de base, que são autóctones e acessíveis, são por natureza eficazes, mas têm sido plenamente utilizados. Outros canais incluem seminários/workshops e outros debates, mas a sua participação por parte das mulheres rurais é ainda limitada devido à seleção diferenciada dos participantes e a outros factores culturais, incluindo a negação masculina às mulheres do seu direito de acesso à informação através desses meios de comunicação públicos.

5.3 Conclusões

O objetivo geral deste estudo foi investigar o papel da disseminação de informação na abordagem da Fístula Obstétrica nas zonas rurais, com o objetivo de destacar as áreas com falhas que podem ser melhoradas. As conclusões do estudo revelaram que existe um grande problema na disseminação geral de informação nas zonas rurais, por exemplo, os canais de comunicação como cartazes, jornais, televisões e rádios não eram adequados ao público rural, o que levou a uma fraca ligação entre os utilizadores (membros da comunidade rural) e os geradores que dependiam principalmente de rádios, televisões, jornais e cartazes. Devido a esta situação, mais mulheres não recebem tratamento para a fístula obstétrica porque não têm informação e, por vezes, recebem informação desactualizada e errada.

5.4 Recomendações
5.4.1 Recomendações para as comunidades rurais
Figura 14: Recomendações feitas pela comunidade rural

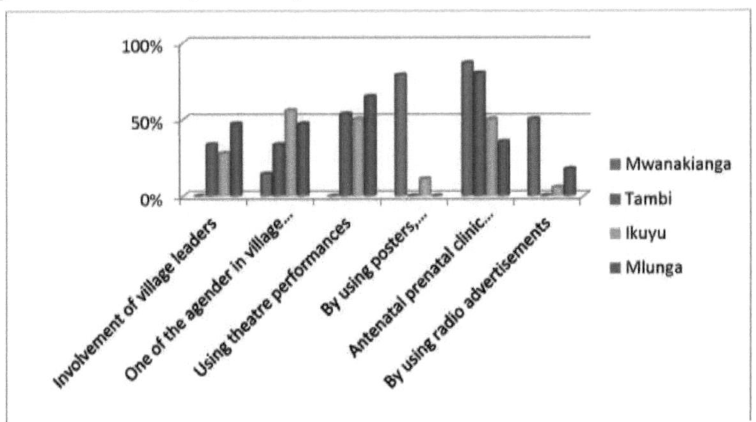

A comunidade rural das quatro aldeias inquiridas apresentou diferentes sugestões e recomendações. Estas sugestões e recomendações variaram de aldeia para aldeia de acordo com a sua localização geográfica, nível de educação, crenças culturais e sistemas sociais. Por exemplo, na aldeia de Mwanakianga, 77% dos inquiridos sugeriram a utilização de canais de comunicação impressos para divulgar informações sobre a fístula obstétrica nas zonas rurais. Estes incluíam: cartazes, brochuras, folhetos e jornais. 84% dos inquiridos de Mwanakianga e 78% de Tambi sugeriram que o ANC fosse usado para disseminar informações sobre a Fístula Obstétrica nas zonas rurais. 48% dos inquiridos de Mwanakianga sugeriram que os anúncios na rádio fossem o principal canal de comunicação. A utilização de espectáculos de teatro foi sugerida pelos inquiridos de Mlunga (61%), Tambi (50%) e Ikuyu (48%), respetivamente.

De um modo geral, a divulgação de informação sobre a fístula obstétrica através da educação pré-natal nas clínicas pré-natais foi uma das agendas sugeridas pelas quatro aldeias durante as reuniões públicas das aldeias. O envolvimento dos líderes das aldeias nas reuniões de saúde das aldeias ou dos bairros e a utilização de espectáculos de teatro foram sugeridos pelos inquiridos das aldeias de Mlunga, Ikuyu e Tambi, que ficam longe da zona urbana de Mpwapwa. Com base nas conclusões deste estudo, foram feitas várias recomendações com o objetivo de melhorar a divulgação de informação sobre a fístula obstétrica nas zonas rurais, em termos de tratamento e prevenção.

5.4.2 Geradores e difusores de informação

Dada a natureza das comunidades nas áreas de estudo, recomenda-se que todas as instituições e indivíduos que estão a lidar com a geração e divulgação de informações sobre a fístula obstétrica, sobre o tratamento e a prevenção, explorem canais de comunicação que possam ser económicos e acessíveis aos membros da comunidade rural. Os resultados deste estudo revelaram que a maioria dos inquiridos [40 (62,5%)] sugeriu que a informação sobre o tratamento e a prevenção da Fístula Obstétrica deveria ser divulgada através da Clínica de Cuidados Antenais. A divulgação foi o segundo método recomendado pelos inquiridos. Cerca de 39 (60%) dos inquiridos sugeriram que os geradores e divulgadores de informação devem disseminar a informação sobre a fístula obstétrica através de meios presenciais, ou seja, visitando os membros da comunidade rural, particularmente aqueles que foram afectados por este problema. A representação teatral foi recomendada como o terceiro método de divulgação de informação sobre a Fístula Obstétrica nas zonas rurais. Cerca de 28 (43,8%) dos inquiridos referiram que o teatro era um bom meio de divulgação de informações sobre a fístula obstétrica nas zonas rurais. Os ANC, as acções de sensibilização e os espectáculos de teatro, que foram sugeridos pelos inquiridos, são também bons métodos de divulgação de informação. Os meios de comunicação participativos e de encerramento foram preferidos pela população rural porque têm poucos requisitos literários, são de baixo custo e as mensagens podem ser transmitidas em vernáculo para satisfazer as suas necessidades.

Outro método de disseminação de informação sobre a Fístula Obstétrica incluiu o envolvimento dos líderes da aldeia em questões de saúde, uma vez que eles poderiam ajudar a comunidade rural a aceder facilmente à informação sobre a Fístula Obstétrica. O argumento é que um Presidente de Aldeia é a pessoa que está perto da comunidade. A rádio foi o quinto canal de comunicação em que cerca de 11 (17%) dos inquiridos acreditam que a rádio pode disseminar informação facilmente e a baixo custo. Por último, é através da utilização daqueles que já foram reparados. Através da sua experiência, estariam em melhor posição para ajudar e aconselhar os outros que estão a sofrer.

Para além disso, os geradores e divulgadores de informação devem ter em conta a localização geográfica das vítimas. Os resultados do estudo revelam que a maioria dos inquiridos preferiu a clínica de cuidados pré-natais. Por isso, recomenda-se vivamente que os geradores e divulgadores de informação tenham em consideração que a aceitação de um determinado método ou canal difere de uma aldeia para outra e de uma divisão para outra. Por exemplo, 13 inquiridos da aldeia de Mwanakianga e 12 de Tambi preferiam a disseminação de informação através da clínica de cuidados pré-natais; enquanto 16 inquiridos de Ikuyu e 14 de Mlunga preferiam serviços de proximidade. Para além disso, deve ter-se em consideração a conveniência do tempo de antena do programa de rádio.

Tabela16: Hora a que os inquiridos costumam ouvir os programas de rádio (N=64)

ALDEIA	Manhã		Noite		Noite		Eles não ouvem		TOTAL	
Mwanakianga	F	%	F	%	F	%	F	%	F	%
	0	0	9	14.1	5	7.8	0	0	14	22
Tambi	0	0	7	10.9	6	9.4	2	3.1	15	23
Ikuyu	0	0	4	6.3	10	15.6	4	6.3	18	28
Mlunga	1	1.6	12	18.8	4	6.3	0	0	17	27
TOTAL	1	1.6	32	50	25	39.0	6	9.4	64	100

Fonte: Dados de campo, 2011

A Tabela 16 mostra que a maioria dos inquiridos [32 (50%)] nas quatro aldeias estudadas ouvia rádio ao fim da tarde, enquanto 25 (39,0%) preferiam ouvir rádio à noite. Por conseguinte, é melhor para os geradores e divulgadores de informação disseminarem informação de acordo com a hora de conveniência dos seus consumidores (membros da comunidade rural), particularmente nas zonas rurais onde ainda há mulheres a viver com fístula obstétrica.

Para além disso, é necessário criar centros de informação modernos a partir do nível distrital. É necessário um Centro de Informação Moderno que disponha de informação adequada, fiável e actualizada. Recomenda-se vivamente que um Centro de Informação Moderno disponha de computadores, Internet, jornais, brochuras, revistas, livros, televisões e até rádios. A utilização da Internet ajudará a aceder à informação em linha através do correio eletrónico, do livro de rosto e de gráficos. Este Centro de Informação Moderno será utilizado como uma interconexão entre os membros da comunidade rural e os geradores e divulgadores de informação. Em seguida, este Centro de Informação Moderno deverá ter um sub-Centro de Informação Moderno em cada divisão e depois em cada bairro.

5.4.3 O papel do governo da Tanzânia na prevenção da fístula obstétrica

A divulgação efectiva de informação nas zonas rurais não é suficiente para a prevenção do problema da fístula obstétrica. Para prevenir este problema devastador que afecta mais mulheres e raparigas que vivem em zonas rurais, é necessário integrar todos os intervenientes, ou seja, o Governo da Tanzânia, as ONG e os membros da comunidade rural. O Ministério da Saúde e os seus parceiros no governo devem envidar esforços e acções concertadas para integrar os pobres nos serviços de saúde. Para tal, é necessário melhorar as infra-estruturas de transporte nas zonas rurais. É muito importante aumentar o número de médicos e parteiras qualificados e empenhados. Deve ser considerado o aumento dos salários e a motivação de todos os profissionais de saúde. As mulheres grávidas devem receber apoio gratuito para o parto, ou seja, drogas, medicamentos, luvas e todas as outras instalações de saúde necessárias para apoiar as mulheres; tudo isto deve estar disponível e acessível. O Governo, as organizações da sociedade civil, as diferentes organizações não governamentais e os próprios membros da comunidade devem tomar medidas contra todos os enfermeiros e parteiras que estão habituados a prestar serviços depois de serem subornados. Devem ser proibidos de utilizar linguagem abusiva quando prestam serviços.

Deve ser dada mais educação à comunidade rural sobre a importância de frequentar os CPN, o tratamento precoce e a prevenção da doença, reservar dinheiro para emergências de gravidez ou quaisquer outras complicações de saúde e a participação das mulheres na tomada de decisões. Ngaiza (2002) citou o Secretariado da Commonwealth (2002), segundo o qual "os homens também precisam de ser capacitados e, nalgumas situações, também são impotentes e a sua impotência precisa de 'atenção e reabilitação adequadas', caso contrário continuará a pôr em perigo o bem-estar da sociedade e das mulheres". Sem a capacitação dos homens, nem mesmo a erradicação das práticas restritivas tradicionais será bem sucedida. A informação deve ser divulgada através de meios multimédia acessíveis, baratos e disponíveis.

Em suma, o investigador deste estudo recomendou que a mortalidade e a saúde maternas, as complicações de parto e a igualdade entre os sexos fossem concebidas e ensinadas como disciplina nas escolas primárias, desde o nível do quinto ano até às instituições de ensino superior. A razão para esta recomendação deve-se aos dados recolhidos, que revelaram que a maioria das mulheres afectadas pela fístula obstétrica eram mulheres que tinham terminado o quinto ano ou mais.

5.4.4 O papel dos membros da comunidade rural

Tanto os homens como as mulheres das zonas rurais devem valorizar a importância de frequentar a clínica de cuidados pré-natais e ter em consideração os conselhos que são dados pelos profissionais de saúde. Os resultados deste estudo revelaram que a pobreza foi o principal fator que contribuiu para a obstrução do trabalho de parto, o que leva as mulheres grávidas a acabarem por ter um nado-morto e fístula obstétrica. Por conseguinte, este estudo recomendou que os membros das comunidades rurais criassem fundos de saúde de emergência para reduzir a mortalidade e a morbilidade maternas. De acordo com o WDP (2008), foi revelado que na aldeia de Matongo em Singida, os aldeões conseguiram reduzir o problema da Fístula Obstétrica estabelecendo fundos comunitários de saúde na aldeia para apoiar as mulheres grávidas quando estas precisavam de apoio de emergência. A aldeia tinha 977 agregados familiares. Os membros da comunidade concordaram em contribuir com 1000 xelins tanzanianos por agregado familiar e por ano. Até agosto de 2008, a aldeia tinha 6.000.000 xelins tanzanianos.

Verificou-se também que uma das dificuldades sentidas pelas mulheres grávidas era a deslocação da aldeia para um centro de saúde ou hospital para o parto. Devido às fracas infra-estruturas, as mulheres que sofriam de fístula obstétrica morriam por não conseguirem chegar a tempo a um centro de saúde.

Por conseguinte, este estudo recomendou que o governo, com o apoio da comunidade rural, melhorasse o sistema de transportes dentro das aldeias.

As conclusões deste estudo revelaram que as pessoas não partilham informações, razão pela qual, na mesma aldeia, havia vítimas de fístula obstétrica que tinham sido reparadas, enquanto outras não sabiam onde e como podiam obter o tratamento. Por isso, o investigador recomenda vivamente que a comunidade rural tenha o hábito de partilhar informações. Por outro lado, os membros da comunidade rural ainda precisam de ser educados sobre a importância da partilha de informações porque 'Informação é Poder'.

5.5 Áreas para investigação futura

Esta investigação não explorou todos os aspectos da divulgação de informação na abordagem da Fístula Obstétrica nas zonas rurais da Tanzânia. Por isso, deixa espaço para qualquer outro estudo que explore mais este assunto e, possivelmente, dê recomendações sobre como melhorar a divulgação de informação nas zonas rurais da Tanzânia para garantir que todas as mulheres e raparigas que ainda vivem com fístula obstétrica recebam tratamento. Por outro lado, a prevenção da doença deve ser efectuada, porque "mais vale prevenir do que remediar". Recomenda-se, portanto, a realização de mais estudos noutros distritos da Tanzânia, na esperança de que os seus resultados ajudem a reforçar a divulgação de informação nas zonas rurais.

Além disso, este estudo revelou que há algumas mulheres e raparigas que continuam a viver com Fístula Obstétrica, apesar de já terem sido reparadas. Ainda é necessária mais investigação porque o principal objetivo de todos os investigadores nesta área é garantir que o grupo vulnerável (mulheres e raparigas) que são vítimas de Fístula Obstétrica recuperem a sua dignidade socioeconómica. Continua a ser necessário gerar mais informação e divulgar informação eficaz sobre o tratamento e a prevenção nas zonas rurais, uma vez que a informação provoca uma mudança positiva, fazendo com que o grupo ou indivíduo visado passe de uma posição desfavorecida para uma posição melhorada, reduz a incerteza e aumenta a consciência das acções possíveis para resolver os problemas.

REFERÊNCIAS

Bangser, M. (2006). Obstetric Fistula and Stigma (Fístula Obstétrica e Estigma). *Lancet,* 367(9509), 535-536

Bangster,M. (2007). Strengthening Public Health Priority-Setting through Research on Fistula Maternal Health and Health Inequalities (Reforço da definição de prioridades de saúde pública através da investigação sobre fístula, saúde materna e desigualdades na saúde). Dar es Salaam: Projeto Dignidade da Mulher.

Berlo, D.(1960). *The Process of Communication,* Nova Iorque: Holt, Rinehart and Winston, Inc., http://davis.foulger.info/papers/ecologicalModelOfCommunication.htm. Acedido em Terça-feira, 7 de setembro de 2010.

Chachage, Chachage Seithy L. e Mvungi, Abu Kambagha (2001). "A Survey of Media A udience in Dar es Salaam Region" Vol. 1 - Relatório preliminar.

Chong,E (2004). Healing Wounds, Instilling Hope: The Tanzanian Partnership Against Obstetric Fistula Quality/ Calidad Qualite, Population Council, One Dag Hammarskjold Plaza, New York: NY10017 USA.

Cresewell, John W (2008). Conceção da investigação: Qualitative, Quantitative and Mixed Methods approaches. Londres: SAGE Publications Ltd.

Demzee,M. (2007). Causas e Perceção da Fístula Obstétrica em Dar es Salaam, Não publicado. Dissertação de Mestrado (Ciências Naturais) da Universidade de Dar es Salaam.

Donnay, F. (2005). Obstetric Fistula: The International Response (Fístula Obstétrica: A Resposta Internacional). *Lancet,* 363(9402) 71-72.

Ejembi, C. (1994). "Fístula Vesico-vaginal: Uma Calamidade Social Demasiada". Documento

apresentado no Workshop NTF-VVF sobre Gestão e Aconselhamento da FVV no Liyafa Hotel,

Katsina, maio de 1994.

FIGO, (2006). Diretrizes éticas sobre fístula obstétrica. Comité FIGO para os Aspectos Éticos da Reprodução Humana e da Saúde da Mulher. Jornal Internacional de Ginecologia e Obstetrícia. 94, 174 -175.

Harrison, K.A (1995). "Child-bearing, Health and Social Priorities" A Survey of 22,775 Consecutive Hospital Births in Zaire, Northern Nigeria: British Journal of Obstetrics and Gynecology, 92.

Hilton, P. (2003). Fístulas Vesico-Vaginais em Países em Desenvolvimento. International Journal of Gynecology & obstetrics, 82(3), 285-295.

Hinrichsen, D (2004). Obstetric Fistula: Ending the Silence, Easing the Suffering, INFO Reports, No. 2. Baltimore Johns Hopkins, Bloomberg School of Public Health http://www.infoforhealth.org/inforeports.

Holme,A (2007). Obstetric Fistula: a Study of Women Managed at the Monze Mission Hospital Zambia (Fístula Obstétrica: um Estudo de Mulheres Tratadas no Hospital da Missão de Monze, Zâmbia). BJOG An International Journal of Obstetric and Gynecology (Jornal Internacional de Obstetrícia e Ginecologia).

IFAD (2012). Questões de género na agricultura e no desenvolvimento rural na Nigéria: The Role of Women in Economic Development, Roma: Itália.

Jamal,A. e Kamzola,F (2008). **Métodos de investigação para estudos económicos e sociais.** Morogoro: Editora do projeto de livros Mzumbe.

Kimani, Z. M. (2014). A Prevalência e o Impacto da Fístula Obstétrica nas Mulheres de Kaptembwa-Nakuru, Quénia. *Revista Internacional de Ciência e Tecnologia Aplicadas 4(3).*

Kombo, Donald K e Tromp, Delno C.A (2007). Redação de propostas e teses: Uma Introdução. Mororgoro: SUA

Kothari, C. R. (2004). **Research Methodology : Methods and Techniques, 2ⁿᵈ ed** New Delhi: New Age International Publishers

Khisa, K. W., Mutiso, S., Mwangi, J. W., Qureshi, Z., Beard, J., & Venkat, P. (2011). Depressão entre mulheres com fístula obstétrica no Quénia. International Journal of Gynecology & Obstetrics, 115, 31-33

Kloos,H; et al (1997). Illness Behavior in Addis Ababa and Rural Ethiopia (Comportamento em relação à doença em Adis Abeba e na Etiópia rural) Social Science and
Medicina.

Kvale,S.(2009) **The Dominance through Interviews and Dialogue: Qualitative Inquiry.** Washington,DC: American Psychological Association Press.

Kyari,O (1991). "Vesico-Vagina Fistula Preventable Tragedy" (Fístula Vesico-Vaginal - Tragédia Evitável), Documento de Seminário Apresentado no Workshop de Zaria, 22-25 de outubro.

Lasswell, Harold D. (1948). "The Structure and Function of Communication in Society", The Communication of IdeasNew York: Institute for Religious and Social Studies, Jewish TheologicalSeminaryofAmerica

http://www.aber.ac.uk/media/Documents/short/trans.html Terça-feira, 7 de setembro   de 2010
Acedido em Terça-feira, 7 de setembro de 2010.

Mamdani,M; e Bangser,M. (2004). Poor People's Experiences of Health Services: A Literature Review. Dar es Salaam: Projeto Dignidade da Mulher.

Mazie, SM. & Ghelfi, LM. 1995. Challenges of the Rural Environment in a Global Economy (Desafios do ambiente rural numa economia global). *Library trends* 44 (1): 7-20.

Mchombu, KJ. (1992). Information needs for rural development: O estudo de caso do Malawi. *Revista Africana de Bibliotecas, Arquivos e Ciência da Informação* 2 (1): 7-32

Mchombu, KJ. (1991). Information Provision for Rural Development: A Final Report on Phase One of the (INFORD) Research Project. Gabrone: Biblioteca da Universidade do Botswana.

Miller, Delbert C; (1977). Handbook of Research Design and Social Measurement, 2rd ed; Nova Iorque: David Mckay Company, Inc.

Miller, S (2005). Obstetric Fistula: A preventable Tragedy (Fístula Obstétrica: Uma Tragédia Evitável). The American College of NurseMidwives Journal 50 (4) 286-294.

Mlama, Penina Muhando (1991). Culture and Development: The Popular Theatre Approach in Africa; Uppasala, Nordiska Afrikaninstitute.

Mwangi, A e Warren C. (2008). Taking Critical Services to the Home: Scaling-up Homebased Maternal and Postnatal Care, including Family Planning, through Community Midwifery in Kenya. *FRONTEIRAS:* Conselho *da População*

Gabinete Nacional de Estatística, (NBS.) (2012) Distribuição da população das regiões da Tanzânia por
Distrito. (Não publicado). http://ihi.eprints.org/2168/1/Village_Statistics.pdf [Recuperado em 26 de agosto de 2017].

Njau,A e Mruma T. (2004). Dender and Development in Tanzania: Past, Present and Future. Dar es Salaam: Women Research and Docmentation Project.

Ngaiza, Magdalena Kokuberwa (2002). Gender Dynamics in Poverty Alleviation in Tanzania: Ngara District Case study, Universidade de Dar es Salaam, Instituto de Estudos de Desenvolvimento, Tese de Doutoramento.

Nyoni, F.Paulo (1994). O papel das crianças no Teatro para o Desenvolvimento na Tanzânia (Dissertação de Mestrado UDSM).

Nyoni, F. Paulo. (1998). Conformidade e Mudança: O teatro rural da Tanzânia e as mudanças político-sociais. (Tese UDSM).

Ogunlela, Y. I. e Mukhtar, A.A. (2009). Questões de género na agricultura e no desenvolvimento rural na Nigéria: o papel das mulheres. Humanity & Social Sciences Journal 4 (1) pp19-30

Omosa, Eileen K. (1991b). O significado da demanda do Terceiro Mundo por uma nova

Orodho, (2003). **Essentials of Educational and Social Sciences Research** Methods (**Fundamentos dos** Métodos **de Investigação em Ciências Sociais e da Educação**). Nairobi: Masola Publishers.

Pope, Rchel J. (2007). Social Reintegration after Repair of Obstetric Fistula in Tanzania [Reintegração Social após Reparação de Fístula Obstétrica na Tanzânia]. Dar es Salaam: Projeto Dignidade das Mulheres.

Raassen, T. (2006).Tratamento e formação em VVF através de serviços de proximidade: Experiência da AMREF. Revista de Cirurgia da África Central e Oriental, 11(1), 25-27.

Reitz, Joan M. (2004). Dictionary for Library and Information Science (Dicionário de Biblioteconomia e Ciência da Informação). Westport: Libraries unlimited.

Sarakantos, S. (1998). **Social Research**. Londres: Macmillan Press.

Shannon, C.E.A (1948). Modelo do processo de comunicação . Shttp://dustysojourner.files.wordpress.com/2009/08/shannon_communication_system.png. Acedido em Terça-feira, 7 de setembro de 2010.

Thaddeus, S; & Maine, D. (1994). Too far to work: Maternal mortality in context, social science and medicine, 38(8), 1091-1110.

UNFPA, (2004). "The Prevention and Treatment of Obstetric Fistula" (Prevenção e Tratamento da Fístula Obstétrica). Segunda Reunião do Grupo de Trabalho, Adis Abeba.

UNFPA. (2006). Reproductive Health and Safe Motherhood (Saúde Reprodutiva e Maternidade Segura). Nova Iorque, EUA.

Wakelin, F. & Simelane, S. (1995). O Fórum Consultivo Regional sobre o desenvolvimento rural e o fornecimento de informação às comunidades rurais. *Inovação* 11

Wall (2006). A fístula vesicovaginal obstétrica como um problema de saúde pública internacional. *Lancet,* 368(9542), 1201-1209.

WDP, (2006). Risco e Resiliência: Fístula Obstétrica na Tanzânia

WDP, (2001). "Tanzania Fistula Survey" Relatório do WDP, Dar es Salaam: Projeto Dignidade da Mulher.

WDP, (2008). The right to be safe: Improving maternal health and equity in Tanzania (Melhorar a saúde materna e a equidade na Tanzânia). Dar es Salaam: DTP.

WDP, (2003). "Reduction of Maternity Mortality" (Redução da mortalidade materna) Relatório de um estudo conjunto da OMS, UNFPA, UNICEF e Banco Mundial, Genebra.

WDP, (2009). Revisão do Desenvolvimento no Setor da Saúde (2006-2009): A Study Report, outubro de 2009. Dar es Salaam: WDP

Organização Mundial de Saúde (2006). Obstetric Fistula: Guiding Principles for Clinical World Information Order, Radio Term Paper, Universidade de Nairobi, Escola de Jornalismo.

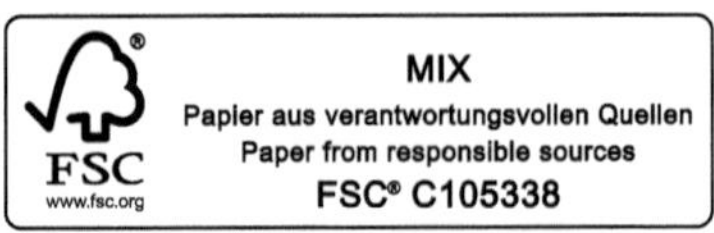

Printed by Books on Demand GmbH, Norderstedt / Germany